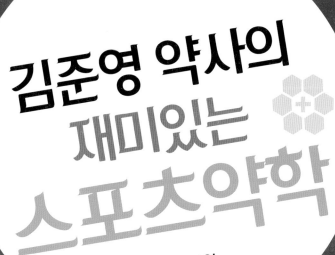

김준영 약사의
재미있는
스포츠약학

저자 **김준영**
감수 **장지훈**

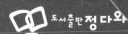
도서출판 **정다와**

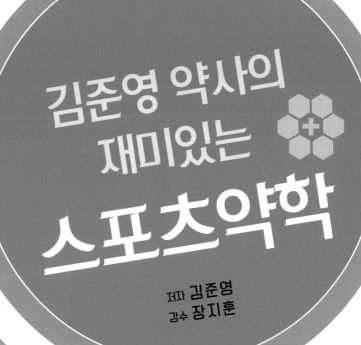

김준영 약사의
재미있는
스포츠약학

저자 **김준영**
감수 **장지훈**

도서출판정**다와**

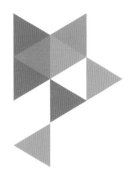

서문

10년도 인정자 796명

11년도 인정자 2,825명

12년도 인정자 4,232명

13년도 인정자 5,243명

14년도 인정자 5,899명

15년도 인정자 6,359명

16년도 인정자 6,949명

17년도 인정자 7,849명

18년도 인정자 8,711명

19년도 인정자 9,530명

20년도 인정자 10,211명

21년도 인정자 11,489명

22년도 인정자 12,345명

23년 4월 1일 기준 총 12,701명 공인.

이게 과연 무슨 숫자일까? 일본의 도핑방지위원회인 JADA(Japan Anti-Doping Agency)

에서 주관하는 공인 Sports Pharmacist로 인정받은 약사의 수다. JADA는 2009년 1월 23일부터 최신 반도핑에 대한 지식을 가진 약사를 양성하기 위한 인증 프로그램을 시행했다. 스포츠에서 도핑을 방지하기 위해서이다.

기초 강습과 실무 강습의 2종류를 수강 후 시험에 합격한 약사는 JADA에서 인증서를 발행받게 된다.

인증된 Sports Pharmacist들은 다음과 같은 역할을 수행한다.

- 의약품의 적절한 사용과 반도핑에 관한 정보 제공
- 학교 교육 현장 혹은 지역사회, 스포츠클럽 등에서 반도핑 정보를 통한 의약품 사용 관련 자문 및 교육

Sports Pharmacist가 상담하는 대상은 다음과 같다.

- 전국 체육대회 참가 대표선수
- 엘리트 선수, 감독과 코치, 스텝
- 지역 학교 학생
- 일반 생활체육동호인

일본은 학교 교육과정에서 스포츠활동의 비중이 크다. 1961년 스포츠 진흥법 개정 이후

생활체육이 강화되었고, 2011년 스포츠 기본법 제정 후 대대적인 지원이 있었다. 그래서 생활체육 참여율이 높은 편이다. JADA의 Sports Pharmacist 인증제도 또한 이런 배경 속에서 자연스럽게 생길 수 있게 되었다.

일본뿐 아니라 국제적으로도 스포츠약사의 중요성은 계속 강조되고 있다. 2012년 런던 올림픽 당시 IOC에서 주관하여 스포츠약국을 운영하였다. 지금도 올림픽 때마다 많은 약사님이 활약 중이다. 우리나라에서 개최했던 2018년 평창올림픽 및 2019년 광주 세계수영선수권 대회에서도 스포츠약국을 운영하여 좋은 성과를 낸 바 있다.

의도적 혹은 비의도적인 도핑은 스포츠경기의 결과에도 영향을 주어 스포츠맨십을 훼손한다. 그뿐만 아니라 선수의 건강에 심각한 악영향을 끼치기도 한다. 따라서 약물을 확인하고 조정하는 약사의 역할이 매우 중요하다.

이와 반대로 도핑검사를 걱정하여 약 복용 자체를 무작정 피하는 일도 있다. 올바른 정보를 받지 못해서다. 아파서 약을 먹을 필요가 있음에도 참는 것이다. 영양, 운동, 약의 복합적인 솔루션을 제공해줄 수 있는 전문가는 약사다. 약사의 역할이 더더욱 강조된다. 이렇듯 스포츠약사의 필요성은 그 어느 때보다 대두되고 있다.

그렇다면 도핑 문제는 전문 운동선수에게만 해당하는 것일까? 물론 그렇지 않다. 앞서 언급한 상담 대상에도 나오듯 일반 대중에게도 중요한 문제다. '보충제' 시장은 하루가 다르게 성장하고 있다(자료에 따르면, 국내 단백질 제품 시장은 2018년 890억 원 규모 수준에서 2022년 2460억 원까지 성장했다). 일반 생활체육동호인들 사이에서도 불법 단백 동화 스테로이드제제의 사용이 늘어나고 있다. 엄청난 근육 성장 속도의 유혹 탓이다.

빠르게 운동능력이 오르는 다른 제제들도 불법유통이 늘어나고 있다. 사용하는 방식과 용량 자체도 문제지만 성분 자체의 품질이나 위생 문제도 있다. 경각심 없는 무분별한 사용이 늘어나지 않게 하기 위해서는 교육이 중요하다.

2023년 1월 30일 대한약사회와 KADA(한국도핑방지위원회)는 MOU(업무협약)를 맺었다. 국내에도 공식적인 스포츠약사 자격 인정제도를 만들기 위해서다.

"약은 약사에게"

익숙하고도 오래된 표어다. 스포츠약학은 도핑금지물질을 다루는 분야. 도핑금지물질은 약리 활성을 가진다. 약의 전문가인 약사가 나서야 한다. 그렇기에 나서서 스포츠약사 인증제도 시행 전에 관련 내용을 정리해보았다.

이 책이 많은 약사님 및 보건 의료인들의 전문성을 어필할 수 있는 계기가 되길 바란다. 나아가 생활체육동호인들의 궁금증 또한 해결되길 바라며 글을 적어본다.

약사의 새로운 직능,
스포츠약학의 초석을 다져줄 중요한 책

기성환 교수 | 조선대학교 약학대학장

일부에서는 약사라는 직업이 4차 산업혁명 이후 사라질 것이라는 전망들을 내놓긴 하지만 약학을 전공하는 교수로 잘못된 전망이라는 확신을 가지고 있습니다. 약사의 주된 업무가 조제와 복약상담, 처방중재, 전문약료 서비스와 같이 인공지능이 대체할 수 없는 전문영역으로 트랜스포메이션 해가고 있기 때문입니다. 또한 전문약사 제도를 통해 약사직능이 보다 견고해지고 있으며 스포츠약학과 같은 새로운 약사 영역이 확장되어 가고 있기 때문에 약사의 역할은 현재보다 강화될 것입니다.

최근 항저우 아시안게임이 성공적으로 끝이 나면서 국민들의 스포츠에 대한 관심이 어느 때보다 높은 상황입니다. 과거 먹고 사는 문제가 중요한 시대에서 벗어나 워라벨이라 칭하는 일과 생활의 균형을 중요하게 생각하는 시대가 되면서 전문스포츠경기와 더불어 다수가 함께 하는 일반 대중적인 스포츠운동으로 발전해 왔습니다. 특히 2016년 리우올림픽에서 러시아 올림픽 국가대표팀의 조직적 도핑이 발각되어 2019년부터 4년간 국제 대회에 참가하지 못하는 전대미문의 사건이 발생하기도 하면서 전문 운동선수들의 약물사용에 대한 경각심을 불러일으키기도 했습니다. 현재는 전문 운동선수들의 금기약물 관리와 더불어 일반 대중 운동에도 도움이 될 수 있는 약료서비스, 영양요법을 다루는 스포츠약학이라고 하는 약사의 새로운 직능에 대한 관심이 어느 때보다 높은 시점입니다.

이러한 때에 김준영 약사의 스포츠약학 가이드 출판은 매우 시의적절하다고 판단됩니다. 이 책은 스포츠약학의 전반에 대한 전문적인 내용을 다루고 있지만 약학을 전공하지 않은 일반인도 어렵지 않게 읽을 수 있으며 유용한 정보들을 많이 담고 있습니다. 또한 약사들이 약국에서 사용할 수 있는 상담사례와 스포츠약사의 역할을 제시하고 있어 스포츠약학에 관심을 갖는 약사들의 호기심을 충족시켜주는데 부족함이 없을거라 생각됩니다. 이 책의 출판을 통하여 스포츠약학이 새로운 약사의 직능으로 자리매김하길 희망하며 일독을 추천드립니다.

추/천/사

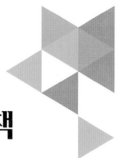

생활체육동호인들이
도핑방지를 이해할 수 있는 최초의 책

김금평 사무총장 | KADA 한국도핑방지위원회

보통 스포츠인에게 중요한 것이라면 성적을 떠올린다. 그러나 그보다 중요한 것은 스포츠가치이다. 대중을 열광하게 하는 것은 공정한 경기 위에서 이루어진 치열한 실력 경쟁과 거기에서 두각을 나타낸 선수이다. 즉, 스포츠가치는 스포츠인의 가장 중요한 덕목이자 의무이며, 공정한 경기는 도핑에서부터 자유로울 때 비로소 실현된다. 그 스포츠가치를 지키는 것이 바로 KADA의 주요한 역할이자 의의이다.

그동안 도핑 문제는 운동을 전문적으로 하는 선수들에게만 국한된 것이었지만, 최근 스포츠를 사랑하고 즐기는 일반 생활체육동호인들이 많아지면서 도핑과 금지약물에 대한 사회적 관심 역시 높아지고 있다. 그러나 치료를 위한 의약품 외에도 다양한 채널을 통해 운동 능력 향상을 위한 건강기능식품, 영양제, 보충제 및 보조제 등에 대한 방대한 정보가 넘쳐나는 데 반해 이를 올바르게 복용할 수 있도록 지도 편달해 줄 이들은 많지 않은 것이 현실이다.

이러한 상황 속에서 이 책의 출판과 친애하는 김준영 약사의 도핑 예방과 스포츠약학에 관한 활동들은 기쁠 따름이다. 감기약조차 주의하면서 복용해야 하는 것이 대회를 꿈꾸는 체육인이다. 어렵고 전문적인 약물의 효과와 부작용을 일반 대중이 스스로 알기는 어렵다. 그런 이들을 위한 약사들의 관심과 이해가 이 책을 통해 보다 신장될 것이 기대되고, 이를 기원한다.

아울러, 약사들의 사회적 참여는 시대의 요청이자 젊은 약사 세대의 의무이기도 한만큼 이 책을 계기로 약사의 KADA 및 스포츠약학에의 참여와 관심이 더욱더 커졌으면 한다.

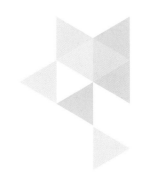

스포츠약사를 위한
훌륭한 스포츠약학 가이드북

정상원 약사 | 스포츠약학회 회장

김준영 약사는 스포츠약학회를 만들기 전 스포츠영양약학 연구모임 초창기부터 같이 고민해오며, 스포츠약학이라는 영역을 발전시킨 훌륭한 재원입니다.

'약사들이 답하는 스포츠영양 Q&A'의 공저자로서 많은 이야기를 나누면서, 저자의 깊은 고민을 느낄 수 있었으며, 이 책은 김준영 약사가 해온 고민의 결실입니다.

많은 독자님들이 이 책을 접하기를 원합니다. 특히나 많은 약사님들이 이 영역을 이해하길 바랍니다. 스포츠약학은 약사의 온전한 이해가 우선되어야 하기 때문입니다. 스포츠 활동은 영양 및 휴식과 더불어 모두에게 매우 중요한 활동입니다. 최근 점점 생활스포츠 시장이 확장되면서, 전문스포츠와의 경계도 모호해지고 있습니다. 이러한 환경은 약물과 스포츠보충제의 영역에서 혼란을 야기하고 있습니다. 그렇기에 스포츠약사의 존재 당위성 및 출현이 앞당겨지는 것입니다.

약사는 약의 전문가이자 훌륭한 지역사회 보건의료 자원으로 모든 국민들에게 약물오남용을 막고 올바른 건강정보를 제공하는 역할을 하고 있습니다. 스포츠약학은 특별한 것이라기보다 본연의 역할을 재발견한 것입니다. 2023년 상반기 스포츠약학회를 창립되었습니다. 270여명의 약사와 약대생이 같은 고민을 가지고 어떠한 사회에 어떠한 기여를 할 것인지 그래서 어떠한 영향력을 미칠지 같이 고민하고 있습니다. 여기에 더불어 하반기 대한약사회 스포츠약사 제도 시행은 이러한 분위기에 불을 붙이고 있습니다.

이 흐름 속에서 김준영 약사의 책은 스포츠약학회의 방향성을 제시하는 훌륭한 가이드로서 올바르게 스포츠약학을 이해하는 데 도움이 될 것입니다.

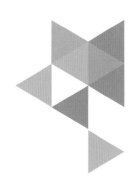

스포츠약학에 대한 이해에 등대와 같은 역할을 할 책!

김소연 약사 | 덕성여자대학교 약학대학 겸임교수

누구나 좋아하는 스포츠는 하나쯤 있다. 직접 하는 것을 좋아하는 사람도 있고 TV를 통해 간접적으로 체험하는 것을 좋아하는 사람도 있다. 얼마 전 종료한 아시안게임에서도 수많은 역전 경기를 보며 짜릿함을 느꼈다. 선수들의 땀과 결실 뒤에는 수많은 조력자가 존재한다. 비단 도움을 준 사람뿐만 아니라 선수가 섭취한 보충제, 건강기능식품, 의약품 또한 포함이 된다.

큰 대회에 참가하는 엘리트 선수뿐만 아니라 생활체육동호인도 점점 늘어나고 있다. 이들이 섭취하는 소위 영양제라 불리는 보충제와 건강기능식품에 대해 정확한 정보가 부족한 상태로 소셜미디어를 통한 정보공유가 넘쳐나고 있다. 또한 해외 직구 제품에 대한 접근이 보다 쉬워짐에 따라 검증되지 않은 수많은 제품 또한 국내로 반입되고 있다.

스포츠보충제의 시장은 빠르게 성장하고 있으며, 수많은 성분들이 무분별하게 사용되고 있다. 이로 인해 대회를 준비하는 선수들은 도핑검사를 걱정하지만 누구와 상담해야 하는지 몰라서 혼란을 겪고 있으며 아파도 약을 먹지 못하는 경우까지 발생하고 있다.

스포츠산업의 발전에 따라 스포츠보충제 시장은 더욱 활성화될 것이며 이 분야의 가장 적합한 전문가인 약사에 의한 올바른 정보와 약료를 제공하는 것이 점점 더 중요해질 것이다. 스포츠약사는 아직 걸음마 단계이지만 향후 약사 직능확대에 중요한 영역임은 누구도 부인할 수 없을 것이다. 본 책은 이 과정에 등대와 같은 역할을 할 것으로 기대한다. 스포츠약학에 대해 막연하다면, 관심은 있지만 그 첫걸음을 떼기 어렵다면 이 책부터 읽어보자. 밤바다의 어둠이 걷히고 나아가야 할 방향에 대한 가이드가 되어줄 것이다.

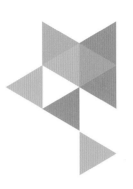

스포츠와 약사가 만나는 공간
'스포츠약국'에 반드시 필요한 책

권태혁 약사 | 경기도약사회 총무위원장

우리는 누구나 취미로 즐기는 스포츠 종목이 하나씩은 있고, 간단한 질환을 치료하기 위해서라도 병원을 갔다가 약국에서 약을 타며 약사를 만난 경험들이 대부분 있을 것이다. 이렇듯 '스포츠'와 '약사', '약국'은 일상생활 속에서 자연스럽게 만나는, 그래서 모든 이에게 친숙한 단어이기도 하다. 그러나 아이러니하게도 '스포츠약사', '스포츠 약국'이란 단어는 약사인 나에게조차 아직은 생소하고 어색한 단어인 듯하다.

스포츠약사와 스포츠약국이 활성화된 해외의 경우, 선수 개인이나 팀과의 협업을 통해 도핑금지약물에 대한 전문적인 상담 속에서 의도치 않은 도핑으로부터 선수를 보호함은 물론 선수의 건강관리와 부상 방지 및 예방과 관련된 계획을 수립함으로써 선수의 운동능력을 극대화 하는데 중요한 역할을 하고 있다.

그러나 아직 국내는 그러한 환경이 조성되어 있지 못하는 듯하며 경기 전후 신속한 외상 치료 등과 관련된 전문가의 도움 이외 도핑금지약물과 같은 약물과 관련된 전문가의 관여는 거의 전무한 상황이라 볼 수 있다. 또한 대회 참가 등 취미생활 이상의 준비를 하는 이들이 증가하고 있다. 도핑금지약물의 복용은 엘리트 선수뿐 아니라 생활체육동호인 개개인의 문제를 넘어 사회적인 문제로도 번지고 있는 상황이다.

스포츠약사는 약물의 전문가이다. 도핑금지약물에 대한 전문적인 정보 제공은 물론 약물들에 대한 높은 이해도와 해석을 통해 약물 복용으로 인한 선수의 치료적인 부분과 리스크를 함께 관리할 수 있는 유일한 전문가이다. 또한 경미한 질환의 치료를 위한 일반의약품, 평소 운동능력의 극대화를 위해 섭취하는 영양보충제 등에 대해서도 전문적인 상담이 가능하다.

현재 국내 스포츠약사 제도는 초기 단계이다. 지역약국을 기반으로 스포츠약사가 스포츠약국에 근무하며 스포츠약료를 통해 지역주민의 건강과 스포츠를 통한 삶의 질 향상에 중요한 역할을 해 나가고 있으며, 도핑금지약물을 포함하는 의약품 오남용 교육을 통한 공중보건 역할도 담당하고 있다. 한국 실정에 맞는 이러한 스포츠약사 제도의 활성화는 지역의 스포츠약국이 중심이 되어야 하고 스포츠약국이라는 공간 속에서 스포츠약사가 그 역량을 마음껏 펼쳐야 한다.

이 책은 한국 실정에 맞는 스포츠약사의 역량, 스포츠약국의 역할에 대해 가장 기본적이고도 깊이 있는 내용들을 모두 수록하였다. 스포츠약국에서 스포츠약사로서 경험하게 되는 사례들에 대한 고찰도 충실히 실려 있다. 앞으로 삶의 질을 향상시키려는 개인의 노력이 키지는 만큼 지역약국에서는 운동과 관련된 여러 가지 다양한 질문들을 받게 될 것이다. 이 책은 그 질문들에 대한 답을 충분히 제시해 줄 수 있으리라 생각한다. 또한 이 책을 잘 활용하여 스포츠약사, 스포츠약국이 지역주민들에게 더욱더 친숙해질 수 있으리라는 기대와 확신을 가져본다.

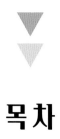

목차

Part 1.
개론

Part 2.
도핑금지물질

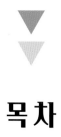

목차

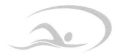

Part 1

개론

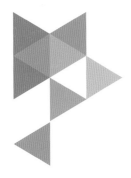

Chapter 1
스포츠약학이란?

스포츠약학이란 무엇일까?

도핑금지약물(물질)들을 다루는 약학의 일종이다.

우리나라는 4대 스포츠이벤트(1988년 서울하계올림픽, 2002년 월드컵, 2011년 대구세계육상선수권대회, 2018년 평창동계올림픽)를 모두 유치하고, 우수한 성적을 내면서 명실공히 스포츠 강국으로 발돋움했다. 2012년 런던올림픽 당시 IOC 의무 및 과학조직위원회가 스포츠약국을 추진하면서 약사의 역할이 대두됐다. 우리나라도 '2018년 평창 동계올림픽'과 '2019년 광주 세계수영선수권대회'에서 스포츠약국을 운영하였다. 약사들이 주축이 되어 스포츠약국을 운영하며 좋은 성과를 보였다.

도핑은 스포츠대회에서 선수들의 의도적 혹은 비의도적 약물 복용으로 발생한다. 도핑은 경기 결과에 영향을 미치는 문제이다. 그렇기에 해당 약물을 확인하고 조정하는 약사의 역할은 매우 중요하다.

생활체육의 규모도 점점 커지고 있다. 2020년에 대한체육회에 등록된 선수는 12만 3천명, 체육동호인 조직은 30만여 명으로 나타났다. 우리나라에서 한 해에 이뤄지는 경기수도 10만 건에 육박한다.

따라서 '보충제' 시장 또한 빠르게 성장하고 있다. 국내 단백질 제품 시장은 2018년 890억 원 규모 수준에서 2022년 2460억 원까지 커졌다. 근육량 증가를 갈망하는 운동선수와 일반인들의 소비가 산업에 큰 영향을 미쳤다. 단백 동화 스테로이드제제의 불법 사용도 늘어났다.

또한 대회를 준비하는 많은 운동선수가 도핑에 걸릴까 봐 아파도 병원, 약국에 가지 않고 참는 예도 있다. 복용할 약이 도핑검사에서 적발될지 모른다는 두려움으로 피하는 것이다. 약사는 약의 정보를 수동적으로 전달하기만 하면 안 된다. 보다 적극적으로 영양(보충제, 식단), 운동, 약(스테로이드)에 대한 복합적인 솔루션을 제시할 수 있어야 한다.

현재 '한국도핑방지위원회(KADA)'에서 약사를 포함한 모든 보건의료인을 대상으로 하는 도핑방지 교육을 진행하고 있다. 약학정보원(https://www.health.kr/)에서도 도핑 금지약물 정보, 의약품 심사결과 정보 및 급여평가 결과 정보를 의약품 품목별로 무료로 알 수 있다.

1. 스포츠약사의 전문화

일본의 경우 2009년부터 스포츠약사 인증제를 통해서 현재 1만 명의 Sports Pharmacist를 배출했다. 일본도핑방지위원회(JADA)와 일본약제사회는 협업을 통해 인증제를 시행하고 있다. 일본에서 Sports Pharmacist가 되기 위해서는 JADA가 실시하는 교육과 실기 시험을 통과해야 한다. 자격 취득 후에도 연례 세미나에 참석해야 한다. 인증 갱신 시 추가 시험을 치러야 하는 조건이 있다. 이는 우리나라의 병원약사회에서 운영하는 전문약사제도와 유사하다. 일본 Sports Pharmacist는 지역 약국 또는 병원 약사가 본업이다. 프로 및 실업팀 선수를 비롯해 학교 학생들에게 도핑방지 교육과 상담을 진행한다. 단순 자문 역할을 넘어 팀 주치의처럼 조직에 소속된 약사로 활동하고 있다. 교육 및 상담에 대한 보수는 약 2만엔 정도이며 계약에 따라 금액과 근무 조건은 상이하다.

2020년 도쿄올림픽과 패럴림픽에서도 Sports Pharmacist 35명이 참가했다. JADA와 일본 약제사회가 1만 명의 스포츠약사 중 선발을 거쳐 최종 선정한 봉사자들로 구성되었다. 선수의 질환 치료를 위한 의약품 처방과 도핑 약물 체크를 주로 담당했다.

2. 스포츠영양

스포츠영양은 현재 다양한 직군에서 관심을 보이고 있다. 영양사의 경우, 대한영양사협회의 주관 하에 교육과 인증이 이뤄진다. 약사가 다루는 스포츠영양은 약학과 연계된다. 운동선수뿐만 아니라 모든 사람이 자신의 운동능력 및 건강 지식을 향상할 수 있는 서비스를 제공할 수 있는 것이다. 약국은 커뮤니티적 성격을 갖고 있다. 물질적 영역(전문 및 일반의약품, 건강기능식품, 건강식품 등)과 교육적 영역(약물 오남용 교육, 도핑 교육) 모두를 아우를 수 있는 것이 바로 그것이다. 이러한 약국의 특징은 스포츠영양을 약사의 확장된 기능으로 구현하는 데 매우 유리하다.

이러한 약사의 개입은 고객과 소비자들이 무분별한 보충제 섭취에서 벗어날 수 있게끔 한다. 고객들은 영양(보충제, 식단), 운동, 약(일반약 및 전문의약품)에 대한 복합적인 솔루션을 받을 수 있다.

한국 임상약학회가 발표한 연구에 따르면 스포츠약사는

- 운동선수들의 부적절한 약물 사용을 방지하고
- 부상과 질병 관리 및 치료를 할 수 있다. 또한
- 개인 건강에 맞는 약물과 보충제를 추천할 수 있다고 정의했다.

기회는 준비된 사람에게 온다. '스포츠약사'라는 직능은 그냥 주어지는 것이 아니다. 우리가 만들어가야 한다. 스포츠약사는 급변하는 시대 속 약사의 전문성 강화를 위한 요소로 작용할 수 있다.

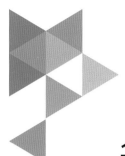

Chapter 2
스포츠도핑의 정의와 역사

1. 도핑의 정의

 '도핑(Doping)'은 운동선수의 신체 능력을 향상하기 위해 약물을 복용하거나 금지 방법을 사용하는 것을 말한다. 이때 사용되는 약물을 '도프(Dope)'라고 한다. 오늘날 사용되는 도핑의 어원은 여러 가지 설이 있다. 그중 경마에서 이기기 위해 경주마에게 사용한 아편을 '도프'라고 불렀던 것이 가장 유력한 것으로 전해진다.

 '한국 도핑방지규정 13조 제1호~제11호' 중 하나 또는 그 이상의 규정 위반이 발생하는 경우 도핑으로 간주한다. 세계도핑방지위원회(World Anti-Doping Agency, 이하 WADA) 규정을 기반으로 종목, 국가와 관계없이 도핑 규정은 같게 적용된다.

 금지약물과 금지 방법은 WADA에서 매년 '금지목록 국제 표준'을 통해 명시한다.

• 선수 시료(소변 또는 혈액)에 금지약물 존재

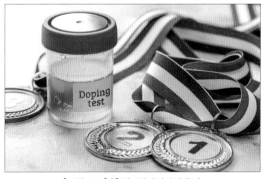

[그림 1-1] (출처: 게티이미지뱅크)

- 선수가 금지약물 또는 금지 방법을 사용 또는 사용 시도

- 시료 채취를 회피 또는 거부하거나 시료 채취 실패

- 소재지 정보 불이행(12개월 내 소재지 정보 제출 불이행 및 검사 불이행이 합산 3회 발생한 경우)

- 도핑 관리 과정 중 부정행위를 하거나 시도한 경우

- 금지약물 또는 금지 방법 보유

- 금지약물 또는 금지 방법을 부정거래하거나 부정거래를 시도

- 선수에게 금지약물 또는 금지 방법을 투여하거나 투여 시도

- 공모 또는 공모 시도(협조·조장·원조·교사·음모·은폐 등)

- 금지된 선수 또는 선수지원요원과 연루

- 선수 또는 기타 관계자의 제보 제지 또는 보복

2. 도핑의 역사와 금지의 중요성

도핑은 1904년 세인트루이스 올림픽에서부터 시작돼 지금까지 100년 이상 이어졌다. 도핑 약물을 알아보기에 앞서 역사를 되짚어 보는 것은 의미 있는 일이다. 선수들이 어떻게 금지약물을 복용했고 과학기술에 따라 도핑 방법은 어떻게 변화됐는지를 알아본다. 그에 따라 앞으로의 도핑 문제에 대한 방향성을 예측한다.

1904년 마라톤에서 우승한 미국 선수 토머스 힉스는 스트리크닌(Strychnine)을 경기력 향상 물질로 복용했다. 지금은 독성 때문에 쥐약으로만 쓰이는 약이다. 20세기 초반에는 스트리크닌 같은 흥분제를 사용하는 경우가 빈번했다. 흥분제가 중추신경계를 자극하고 교감신경계를 활성화해 신체의 작용을 일시적으로 증강하는 작용을 하기 때문이다. 1928년 국제육상경기연맹에서 최초로 도핑을 금지했지만, 본격적인 규제는 이뤄지지 않았다. 1950년대에는 도핑이 더 심해졌다. 사이클, 복싱, 축구, 육상, 빙상, 역도 등등 프로선수들은 물론이고, 아마추어 선수들도 암페타민을 사용해 운동수행능력을 높였다. 1960년 세계적으

로 도핑 역사에 한 획을 그은 사건이 발생한다. 덴마크의 사이클선수 옌센이 경기 도중 사망한 것이다. 사인은 Roniacol(Nicotinyl alcohol, Niacin 유도체) 약물과 암페타민 복용으로 인한 것으로 추측했다. 그의 죽음은 반도핑 정책으로 이어졌다.

1967년 IOC는 암페타민이 포함된 금지약물 목록을 처음으로 공표, 1968년부터 본격적인 약물 검사를 시작했다. 후에 밝혀진 사실이지만, 옌센의 죽음은 도핑이 아니라 열사병 때문으로 확인됐다. 1970년대부터는 단백 동화 스테로이드가 도핑 물질로 만연화되기 시작했다. 1988년 서울올림픽 100m 남자 육상경기는 스타 선수들의 대결로 전 세계 이목이 쏠린 경기였다. 세기의 육상스타 칼 루이스와 당시 신기록 보유자 벤 존슨의 역사적인 맞대결이 성사됐다. 결과는 벤 존슨의 우승이었다. 칼 루이스를 제치고 또 한 번 세계신기록을 경신하였다. 하지만 벤 존슨은 스테로이드 도핑 사실이 발각되면서 3일 만에 금메달을 박탈당했다. 더욱 충격적인 건 벤 존슨 외에 칼 루이스를 포함한 경기를 뛴 8명 중 6명의 선수 모두 금지약물을 투여했다는 점이다. 이로 인해 서울올림픽 남자 100m 육상경기는 '역사상 가장 더러운 경기'라는 수식어가 붙는다. 전 세계 사이클 영웅 랜스 암스트롱의 도핑도 매우 유명하다. 국가대표 시절 판정받은 고환암을 극복한 후 선수로 복귀한 그는, 7년 연속 우승이라는 쾌거를 이뤘다. 하지만 암스트롱은 금지약물 외에 자가수혈, 식염수, 혈장 주입 등의 금지 방법을 사용한 것이 발각되었다. 2년간 법정 공방 끝에 그는 미국 도핑방지위원회의 영구 제명 징계를 받는다. 이후 그의 모든 업적은 박탈당하고 만다.

국내 선수의 도핑 문제도 큰 논란이 됐다. 베이징올림픽 금메달리스트였던 박태환이 2014년 아시안게임에서 금지약물 도핑을 한 것으로 드러났다. 남성호르몬 테스토스테론 제제인 '네비도'를 주사제로 투여했던 것. 결국 메달 박탈과 출전금지 등의 처분을 받았다. 이용대 선수의 도핑사례도 유명하다만 이건 사실 협회가 제 역할을 못한 것이다. 소재지 정보를 제대로 제공하지 않았던 것이 도핑 위반으로 보도되었던 사례이다. 특정선수의 경우 도핑방지위원회에서 프로시즌과 상관없이 수시로 무작위 도핑검사를 한다. 대표적으로 우사인 볼트가 유명하다. 다행히 이용대 선수의 경우는 협회 측 행정 착오로 인한 무혐의로 끝이 났다.

　선수 개인이 아닌 국가적으로 도핑을 주도한 사건도 있다. 러시아는 2014년 동계올림픽 성적을 끌어올리기 위해 선수들에게 금지약물을 투여했다. 또 도핑테스트 우회를 위해 표본을 바꿔치기한 사실도 드러났다. 결국 2020년 12월 스포츠중재재판소의 결정에 따라 러시아는 국제대회 참가가 제한됐다. 국가 신분으로의 참가 자격이 박탈되면서 최근 열렸던 도쿄올림픽에는 국가명이 아닌 'ROC(Russia Olympic Committee, 러시아올림픽위원회)'라는 단체 자격으로 출전하는 촌극도 일어났다.

　간발의 차이로 승패가 결정 나는 스포츠대회에서 도핑은 쉽게 떨쳐낼 수 없는 유혹이다. 도핑은 스포츠의 본질인 '공정'이라는 중요한 가치와 선수의 건강을 훼손하므로 도핑 예방과 근절을 위한 적극적인 움직임이 필요하다. 그러므로 '스포츠맨십'과 선수의 건강을 지키기 위해서 도핑을 금지하는 것이다. 당장 WADA에서 처음 도핑금지약물들을 지정하여 배포한 것의 시작도 부작용에 고통받던 선수들을 지키고자 예방 차원에서 만든 것이었다.

　약물에 관한 일인 만큼 약물 전문가인 약사의 직능을 스포츠분야에서도 발휘한다면 도핑 문제를 뿌리 뽑는 데 큰 임무를 수행할 수 있을 것이다.

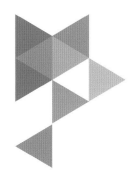

Chapter 3

도핑방지를 위한 노력
: 도핑방지위원회 설립

도핑 예방과 근절을 위해 설립된 공신력 있는 국제기구의 활동은 더욱 안전하고 공정한 스포츠경기를 만든다. 이번 내용은 불법 스포츠약물 근절을 위해 노력하는 주요 반도핑 기구를 소개한다. 세계도핑방지규약(CODE)의 의미에서부터 세계도핑방지위원회(WADA)의 역할과 한국도핑방지위원회(KADA) 및 국제검사기구(ITA)에 대해 알아본다.

1. 세계도핑방지위원회(WADA)

국제올림픽위원회(IOC)는 1998년 사이클링 대회에서 마약 문제가 제기된 이후 세계도핑방지위원회(WADA)를 설립했다. WADA는 국제기구로서 전 세계 국가와 경기단체에 적용하는 도핑방지 정책들을 수립한다. 세계도핑

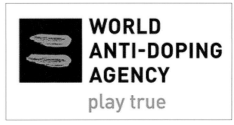

[그림 1-2] WADA 홈페이지 로고 (출처: WADA)

방지규약과 각종 지침은 전 세계에 공통으로 적용되고 있다. 이 규약과 지침들은 스포츠조직 및 공공 기관의 반도핑 정책, 규칙 및 규정에 활용하고 있다. 또 기술 발전으로 등장하는 다양한 도핑 방식에 대응하기 위해 꾸준한 연구를 통해 도핑 테스트의 방법을 개발하고

있다. 이외에도 각 국가의 반도핑 기구(NADO) 설립 도모와 도핑검사 노하우 및 연구 기술 등을 교류한다.

2. 세계도핑방지규약(CODE)

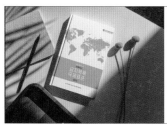

금지목록 국제표준

세계도핑방지기구(WADA)에서는 선수가 사용해서는 안되는 금지약물과 금지방법을 '금지목록 국제표준'을 통해 명시하고 있습니다. 매년 정기 개정이 이뤄지고 있으며, 필요 시 수시 개정도 진행합니다.

KADA 누리집에서 '금지목록 국제표준' 국문판을 확인할 수 있습니다.

[그림 1-3]

세계도핑방지규약(CODE)은 WADA에서 제작한 반도핑 정책, 규칙 및 규정을 정리한 문서다. 2004년에 제정되었으며 2009년 일부 개정과 2015년 전면 개정을 통해 전 세계에 배포됐다. '더 강하게, 더 투명하게, 더 공정하게'라는 표어를 토대로 했다. 금지약물 및 금지 방법에 대한 교육과 강력한 제재를 통해 경각심을 높이는 정책들이 포함됐다. 기본 도핑방지규정 위반에 따른 자격 정지 기간을 2년에서 4년으로 강화했고, '공모' 등에 대한 금지규정 신설과 규정 위반에 대한 혐의 입증 기간이 8년에서 10년으로 강화하였다. 이런 점을 볼 때, 반도핑에 대한 강력한 의지를 알 수 있다. 2021년에는 추가 개정이 이뤄지면서 큰 변화를 가져왔다. 바로 '교육 국제 표준의 신설'이다. '선수가 도핑방지를 처음 접하는 경로는 교육이어야 한다'라는 목적을 기반으로 체계화된 교육 커리큘럼 수립, 교육에 대한 평가, 모니터링 등을 명시했다. 교육을 통한 예방 활동의 필요성과 중요성을 강조한다. 이는 약사가 약의 전문가로서 도핑방지 교육에 앞장서야 하는 동기로 작용할 수 있다.

3. 국가 반도핑기구(NADO)와 지역 반도핑기구(RADO)

WADA는 NADO와 RADO 프로그램을 만들어 각 국가와 지역에 일관된 반도핑 규약과 교육을 제공한다. NADO는 각 국가의 반도핑기구를 의미하며, WADA의 CODE에서 요구하는 반도핑 관련 기준과 교육에 대한 부분을 위임받아 수행하고 있다. 한국도핑방지위원

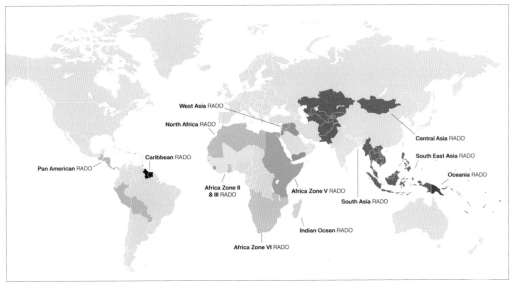

[그림 1-4] 국가 반도핑기구(NADO), 지역 반도핑기구(RADO) 구분 (출처: WADA)

회(KADA)를 비롯해 미국 USADA, 일본 JADA 등이 NADO에 속한다. RADO는 지역 반도 핑기구를 뜻한다. 반도핑 프로그램의 영향을 받지 않는 곳을 지역 단위로 묶고 반도핑 영향권 안에 넣기 위한 노력으로 보면 된다. WADA는 자원이 부족한 국가에 반도핑 활동을 위한 자금, 훈련 등을 꾸준히 지원한다. 현재 전 세계 15개 RADO에서 131개 국가를 담당하고 있다.

4. 한국도핑방지위원회(KADA)

한국도핑방지위원회(KADA)는 지난 2007년 6월에 설립됐다. 국내 체육 단체는 물론 WADA 및 스포츠단체와의 협력 등 도핑방지를 통해 스포츠발전에 이바지하는 것을 목표

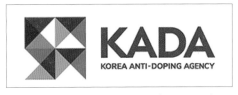

[그림 1-5] KADA 홈페이지 로고 (출처: KADA)

로 한다. 현재 문화체육관광부 소관의 특수법인으로 대한민국 스포츠분야의 도핑을 관리하는 전담기구이다. WADA 아시아 지역 이사국으로 CODE, 국제 표준 등의 규정을 성실히 이행하는 기구로 인정받고 있다. 더불어 미국과 브라질에 이어서 뛰어난 도핑 검사 기

술을 보유한 기관이기도 하다. KADA에서는 보건의료인을 대상으로 도핑방지 교육을 일반, 심화로 나눠 무료로 실시하고 있다. 도핑 방지 활동, 금지목록 국제 표준 세부사항과 질병별 운동선수들이 주의점, 면책 사유에 대한 정보 등을 자세하게 제공한다. 약사는 도핑에 대한 기본적인 지식을 바탕으로 약물학적 관점에서 전달할 수 있어야 한다. 약사는 감기약, 한약제제 등 수많은 의약품에 의한 비의도적인 도핑 상황이나 의도적 도핑 문제 해결을 위해 중재하고 조언할 수 있다. 이러한 약사의 역할 증대에 큰 도움이 되는 교육을 제공한다.

5. 국제검사기구(ITA)

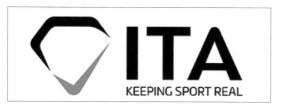

[그림 1-6] ITA(International Testing Agency) 홈페이지 (출처: ITA)

국제도핑검사기구(ITA)는 2018년에 설립됐다. 러시아 도핑 스캔들 이후 독립적인 도핑 검사기구의 필요성이 대두되었다. 이에 따라 국제올림픽위원회(IOC)로부터 도핑검사에 대한 독립적인 권한을 부여받았다. 이를 통해 2018년 평창동계올림픽을 시작으로 독자적인 도핑검사를 시행했다. ITA는 국제경기연맹(IF)과 주요 대회조직위원회(MEOs) 및 전 세계의 반도핑기구에 WADA 규정에 맞는 도핑정책과 관련 서비스를 제공하는 독립 검사기구이다. 더욱 깨끗한 스포츠이벤트 진행을 위해 효율적인 검사 기능을 수행한다. 언제, 누가, 어디서, 어떻게 도핑검사를 받을 것인지를 총괄할 수 있는 영향력을 가지고 있다.

다양한 국제기구와 규약들은 '반도핑에 대한 약속'을 기반으로 한다. 국가와 지역에서 진행되는 엘리트 체육 같은 스포츠이벤트뿐만이 아니다. 개인이 즐기는 크고 작은 스포츠 행사에도 이러한 반도핑에 대한 국제적 약속은 직간접적으로 적용된다. 약의 전문가인 약사는 스포츠약학이라는 새로운 영역을 약사 직능의 영역으로 인지해야 한다. 도핑 약물 중재와 교육을 하는 스포츠약사의 임무를 수행해야 한다. 이를 통해 안전하고 공정한 그리고 투명한 스포츠경기가 될 수 있을 것이다.

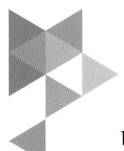

Chapter 4

도핑금지약물과 설정 기준

스포츠약학에서 가장 중요한 것은 도핑방지이다. 금지약물은 도핑방지규정의 기준이 된다. 금지약물은 무엇이고 어떤 기준으로 설정되는 것일까?

1. 금지약물 기준

- 선수의 경기력을 향상하거나 경기력 향상의 잠재력을 가지고 있는 경우
- 선수 건강에 실제적 또는 잠재적인 위험이 되는 경우
- 스포츠정신에 어긋나는 경우

세계도핑방지위원회(WADA)는 운동선수가 사용해선 안 되는 약물과 방법을 규정한다. 위 3가지 기준에 맞춰 규정하고 있다. 선수의 경기력을 향상하는 효력을 가지고 있거나 선수의 건강에 위협이 될 수 있다고 판단되는 약물 및 방법을 목록화해서 매년 9월에 발표한다. 이를 '금지목록 국제 표준'이라고 하며 이듬해 1월 1일부터 효력이 발생한다. 매년 정기적으로 개정되는 금지목록은 사안에 따라 수시로 바뀌기도 한다.

■ 금지목록 국제 표준 개정

- 세계도핑방지위원회는 필요할 때마다 신속하게 개정하여 공표
- 예측 가능성 확보를 위해 변경 여부와 관계없이 매년 9월 30일 새로운 금지목록 공표
- 10월 1일 업데이트 되고, 다음 해 1월 1일부터 시행
- 금지목록의 개정안은 공표 후 3개월이 지나간 날부터 자동 발효되며 그 즉시 모든 선수 및 기타 관계자에게 적용

이는 WADA에 의해 관리되고 영문판과 불문판이 발간되며 내용이 상호 상충할 때 영문판이 우선 한다.

2. 금지목록 국제표준인 세계도핑방지규약

세계도핑방지규약(CODE)은 경기기간 중 금지, 상시금지, 특정 종목 금지로 도핑 약물을 분류한다. 금지약물은 S0 비승인 약뭃, S1 동화작용제, S2 펩티드호르몬, 성장인자 관련 약물 및 유사제, S3 베타-2 작용제, S4 호르몬 및 대사변조제, S5 이뇨제 및 은폐제, S6 흥분제, S7 마약, S8 카나비노이드, S9 글루코코르티코이드, P1(특정 종목 금지)으로 나뉜다.

■ 상시금지

금지약물 또는 금지 방법이 경기기간 여부와 상관없이 모두 금지된다는 뜻이다. S0, S1, S2, S3, S4, S5, M1~M3가 있다.

■ 경기기간 중 금지

- 선수가 참가하기로 예정된 경기의 전일 23시 59분부터 해당 경기 및 그 경기와 관련된 시료 채취 절차가 끝나는 시점까지의 기간을 말한다(WADA의 승인을 받은 경우 국제경기연맹이 다른 기준을 적용할 수 있음).

- 프로야구(KBO), 프로농구(KBL), 여자프로농구(WKBL), 프로배구(KOVO)의 경우 정규 시즌 및 포스트 시즌을 경기기간 중으로 간주
- 경기기간 중 채취된 시료에 금지약물, 그 대사물질 또는 표지자가 존재하는 경우 해당 약물의 사용 시기를 불문하고 도핑방지규정 위반에 해당할 수 있음

다만, 세계도핑방지위원회는 국제경기연맹이 소관 종목에서 달리 정의가 되어야 할 합리적 사유를 제시할 경우 해당 종목에서 다른 기준을 적용하는 것을 승인할 수 있다. S6, S7, S8, S9가 이에 속한다.

■ 특정 종목 금지

특정 종목에서 복용해서는 안 되는 약물 및 방법을 뜻한다. P1 베타차단제가 이에 속한다.

■ 특정 및 비특정

세계도핑방지규약 4.2.2조에 명시된 특정 약물 및 특정 방법은 다른 도핑 약물 및 방법들보다 덜 중요하거나 위험하다는 의미가 아니다. 선수들이 경기력 향상 목적 외에 사용할 가능성이 높은 약물과 방법을 의미한다. 즉 도핑의 목적보다 치료의 목적으로 처방받을 가능성 있냐 없냐를 기준으로 특정과 비특정을 구분한다. 도핑위반 시 제재의 차이가 발생한다.

■ 남용 약물

세계도핑방지규약 제 4.2.3조에 따라, 남용 약물은 스포츠의 영역에서 벗어나 사회적으로 남용되는 약물을 의미한다. 아래 예시는 남용 약물로 간주한다.

- Cocaine
- Diamorphine(heroin)
- Methylenedioxymethamphetamine(MDMA/ecstasy)

- Tetrahydrocannabinol(THC)

3. 금지목록 국제표준과 의료적 의미

상시금지		경기기간 중 금지	
비특정	특정	비특정	특정
S1 동화작용제 S2 펩티드호르몬, 성장인자 관련 약물 및 유사제 S4 호르몬 및 대사변조제 　－ S4.3 액티빈수용체 IIB 활성화 억제제 　－ S4.4 대사변조제 M2.2 제외한 모든 금지 방법	S0 비승인약물 S3 베타-2 작용제(β2 agonist) S4 호르몬 및 대사변조제 　－ S4.1 Aromatase inhibitor 　－ S4.2 항에스트로겐류 S5 이뇨제 및 은폐제 M2.2 정맥투여(>100ml/12hr) P1 베타차단제(β blocker)(사격, 양궁 등)	S6.A 비특정 흥분제	S6.B 특정 흥분제 S7 마약 S8 Cannabinoid S9 Glucocorticoid P1 베타차단제(β blocker)(그 외 특정 종목)

[표 1-1]

■ 상시금지약물

- S0 비승인 약물

- S1 동화작용제(남성의 생식선 기능 저하 등)

- S2 펩티드호르몬, 성장인자 관련 약물 및 유사제(빈혈, 성장호르몬 결핍 등)

- S3 베타-2 작용제(천식 및 기타 호흡기 질환 등)

- S4 호르몬 및 대사변조제(유방암, 당뇨, 불임, 다낭성 난소 증후군 등)

- S5 이뇨제 및 은폐제(심부전, 고혈압 등)

■ 경기기간 중 금지약물

- S6 흥분제(Anaphylaxis, ADHD, 감기 및 독감 등)

- S7 마약(근골격계 부상으로 인한 통증 치료 등)

- S8 마리화나, 대마 등 카나비노이드

- S9 글루코코르티코이드(알레르기, 천식, 염증성 장 질환 등)

- **■ 특정 종목 금지약물**
  - P1 베타차단제(심부전, 고혈압 등)

1) 상시금지약물(S0~S5)

(1) S0 비승인약물

이 항목에 포함된 모든 약물은 각국 정부 산하의 보건기구에서 사람의 치료 용도로는 현재 승인되지 않은 모든 약리적 물질이다. 예를 들면 임상 전 또는 임상 개발 중인 약물, 생산 중단된 약물, 합성 마약 및 동물용으로만 승인된 약물 등이 있다.

(2) S1 동화작용제(아나볼릭제제)

동화작용제는 인체 내 동화작용에 도움을 주는 약물이다. 세포 내 단백질 합성을 촉진하여 결과적으로 세포 조직 특히 근육의 성장과 발달을 가져온다. 황소의 고환에서 추출, 합성한 남성호르몬(테스토스테론)의 한 형태로 최초 개발한 이후, 다양한 아나볼릭제제가 합성되어 사용되었다. 근육 성장에 많은 도움을 주는 약물이기에 과거부터 많은 선수를 유혹했다. 엄청난 부작용이 뒤따르는 약물이다.

크게 동화작용 남성호르몬 스테로이드(AAS)와 기타 동화작용제로 나뉜다. AAS의 대표 약물로는 Methy-1-testosterone, Methylclostebol, Methyldienolone, Methylnortestosterone, Methyltestosterone, Metribolone(methyltrienolone), Norboletone, Norclostebol, Norethandrolone, Oxabolone, Oxandrolone, Oxymesterone, Oxymetholone, Prasterone(Dehydroepiandrodterane, DHEA), Prostanozal, Quinbolone, Stenbolone, Testosterone(테스토스테론), Stanozolol(스타노졸롤), 1-Androsterone, Boldenone, Danazol, Nandrolone, Trenbolone 등이 있다.

기타 동화작용제로는 Clenbuterol, Osilodrostat, Ractopamine, 선택적 안드로겐 수용체 변조제[SARMs, 예. Andarine, Lgd-4033(Ligandrol), Enobosarm(Ostarine), RAD140], Tibolone,

Zeranol 과 Zilpaterol 등이 있다.

부작용으로는 간질환, 심장질환 위험 증가, 고혈압, 심한 여드름, 공격 성향 발생과 심하면 돌연사 위험이 있다. 성별에 따라서는 여성은 다모증, 월경주기 교란, 음핵 비대, 목소리 남성화 등이 있다. 남성은 고환 위축, 무정자증, 발기부전, 성기능 장애, 여성형 유방증 같은 부작용이 생길 수 있다.

(3) S2 펩티드호르몬, 성장인자 관련 약물 및 유사제

인체의 다양한 조절 기능에 관여해 경기력을 향상시키는 각종 호르몬 및 관련 약물이 속한다. 대표적으로 성장호르몬, 에리스로포이에틴(EPO) 등이 있다. 이 약물들은 단백동화 남성화 스테로이드와 병용하는 경우가 많다. 약물을 사용한 보디빌더들의 특징으로는 '올챙이배'가 나타난다. 이는 성장호르몬 사용으로 인해 불수의근인 내장근이 증가하며 배가 볼록 나오는 현상이다.

■ **에리스로포이에틴과 적혈구 생성작용제**

- 에리스로포이에틴 수용기 작용제: Darbepoetins(dEPO), Erythropoietins(EPO), EPO-기반 구성체[예. EPO-Fc, Methoxy polyehtylene glycol-epoetin beta(CERA)] EPO 유사물질과 그 구성체(CNTO-530, Peginesatide) 등
- 저산소증 유도인자(HIF) 자극제: Cobalt Daprodustat(GSK1278863), IOX2 Molidustat(BAY 85-3934), Roxadustat(FG-4592), Vadadustat(AKB-6548), Xenon 등
- GATA 억제: K-11706 등
- 전환성장인자-베타(TGF-β) 신호전달 억제제: Luspatercept, Sotatercept 등
- 자발적 회복 수용체 작용제: Asialo EPO, Carbamylated EPO(CEPO) 등

■ **펩티드호르몬과 관련 방출인자**

- 남성의 융모성 생식선자극호르몬(CG)과 황체형성호르몬(LH) 그리고 관련 방출인자(여성선수에게는 금지 아님): Buserelin, Deslorelin, Gonadorelin, Leuprorelin, Nafarelin과 Triptorelin
- 부신피질 자극 호르몬(Corticotrophins)과 관련 방출인자: Corticorelin
- 성장호르몬(Growth Hormone: GH), 그 단편 및 방출인자(성장호르몬 단편: AOD-9604와 hGH 176-191)

■ 성장인자와 성장인자 조절제

- 섬유아세포성장인자(FGFs)
- 간세포 성장인자(HGF)
- 유사인슐린성장인자-1(IGF-1)과 그 유사제
- 메카노성장인자(MGFs)
- 혈소판유도성장인자(PDGF)
- Thymosin-β 4와 그 유도체(예. TB-500)
- 혈관내피계 성장인자(VEGF)

이외 근육, 건(腱: 힘줄) 또는 인대 단백질 합성·분해, 혈관신생, 에너지 효율, 재생력 또는 섬유질 형태 전환에 영향을 미치는 다른 성장 인자 또는 성장인자 조절제가 있다. 대표적인 부작용으로는 성장호르몬의 경우 신체 특정부분 기형화, 당뇨, 관절 약화, 심장질환 등이 있다. 에리스로포이에틴의 부작용으로는 특히 고혈압, 뇌졸중, 혈전으로 인한 혈관폐색이 있다.

(4) S3 베타-2 작용제(β2 Agonist)

교감신경의 베타수용체에 특이적으로 작용하는 약물로, 기관지 확장에 효과를 가진다. 클렌부테롤이 가장 유명하다. 클렌부테롤은 동화작용까지 있어 분류상으로는 S1으로 분류된다. 일부 국가에서는 소의 근질을 좋게 만들기 위해 복용시킨 경우도 있다. 일부 스포츠지도자들이 도핑 우려로 해당 국가의 소고기를 먹지 말라는 지시를 내린 웃지 못할 일화도 있다.

현재는 SABA 계열인 살부타몰이 가장 많이 적발되는 추세이다. 사이클황제인 '프룸'선수도 사용했던 것으로 유명한데 본인은 지병인 천식 때문에 사용했다고 주장했지만, 허용기준치를 초과하는 양이 검출됐었다.

약물로는 Arformoterol, Indacaterol, Reproterol, Tretoquinol(Trimetoquinol), Fenoterol, Levosalbutamol, Salbutamol, Formoterol, Olodaterol, Salmeterol, Tulobuterol, Higenamine, Procaterol, Terbutaline, Vilanterol 등이 있다.

■ **예외의 경우**

- 흡입에 의한 Salbutamol: 최초 사용량에 관계없이 8시간 동안 600mcg를 초과하지 않는 경우(24시간 동안 최대 1600mcg)
- 흡입에 의한 Formoterol: 24시간 동안 최대 54mcg
- 흡입에 의한 Salmeterol: 24시간 동안 최대 200mcg
- 흡입에 의한 Vilanterol: 24시간 동안 최대 25mcg

참고로 소변시료 내에 1ml당 1,000ng을 초과하는 Salbutamol 또는 1ml당 40ng을 초과하는 Formoterol 검출은 약물의 치료목적 사용과 일치하지 않기에 주의해야 한다.

부작용으로는 심계항진(두근거림), 두통, 부정맥, 근육경련, 오심, 신경예민, 떨림증상이 있다.

(5) S4 호르몬 및 대사변조제

인위적으로 호르몬 및 대사변조제를 투여하여 특정호르몬의 체내 농도를 변화시킬 수 있다. 과량의 테스토스테론이 전환되어 생기는 에스트라디올의 여성호르몬 부작용들을 경감시키려고도 사용된다. 도핑 사실을 감추기 위해 여성호르몬 억제제 계열을 복용한다. 과거 일부 UFC 선수들이 클로미펜이나 레트로졸을 복용해 도핑에 걸린 바 있다.

부작용으로는 여성호르몬의 작용으로 유선조직도 커지며 유륜이 도드라지는 여유증이 있다. 인슐린의 경우 저혈당으로 사망에 이르게 할 수 있다.

■ 아로마테이즈 억제류(Aromatase inhibitors)

- 2-Androstenol(5α-androst-2-en-17-ol)
- 2-Androstenone(5α-androst-2-en-17-one)
- 3-Androstenol(5α-androst-3-en-17-ol)
- 3-Androstenone(5α-androst-3-en-17-one)
- 4-Androstene-3,6,17 trione(6-oxo)
- Aminoglutethimide
- Anastrozole
- Androsta-1,4,6-triene-3,17-dione(Androstatrienedione)
- Androsta-3,5-diene-7,17-dione(Arimistane)
- Exemestane
- Formestane
- Letrozole
- Testolactone

■ 항에스트로겐류[항에스트로겐제, 선택적 에스트로겐 수용체 조절제(Selective Estrogen Receptor Modulators, SERMs)]

- Bazedoxifene, Fulvestrant, Tamoxifen, Clomifene, Ospemifene, Toremifene, Cyclofenil, Raloxifene

■ 액티빈수용체 IIB 활성화 억제제(Agents preventing activin receptor IIB activation)

- 액티빈 A-중화 항체

- 데코이 액티빈 수용체와 같은 액티빈 수용체 IIB와 경쟁관계에 있는 수용체: ACE-031

- 항액티빈수용체 IIB 항체: Bimagrumab

- 미오스타틴의 발현을 감소 또는 제거시키는 제제

- 미오스타틴 중화항체: Domagrozumab, Landogrozumab, Stamulumab

- 미오스타틴 결합항체: Follistatin, Myostatin propeptide

■ 대사변조제

- AMP-활성화 단백질 키나아제 활성제(AMPK): AICAR, SR9009 그리고 Peroxisome 증식 활성화 수용체 델타(PPARδ) 작용제: 2-(2-methyl-4-((4-methyl-2-(4-(trifluoro-methyl)phenyl)thiazol-5-yl)methylthio)phenoxy)acetic acid(GW1516, GW501516)

- 인슐린과 인슐린 유사제

- Meldonium

- Trimetazidine

(6) S5 이뇨제 및 은폐제

체내의 수분량을 조절하는 약물로 체급조절, 체중감량 등에 남용될 수 있는 약물이다. 각종 프로스포츠 선수들이 도핑금지약물의 은폐목적으로 복용하는 경우가 빈번해 금지약물로 지정됐다. 반감기가 매우 짧은 특성 때문에 선수들이 도핑적발의 위험을 느낄 시 락커룸에서 복용하는 일도 빈번했다. 계체량을 통과하려는 목적으로 사용하기도 한다.

다음의 이뇨제와 은폐제들은 금지되며 이와 화학적 구조 또는 생물학적 효과가 유사한 기타 약물들도 금지된다.

- 데스모프레신(Desmopressin), 프로베네시드(Probenecid), 혈장확장제(Plasma expanders): 정맥투여 형태의 알부민(Albumin), 덱스트란(Dextran), 히드록시에틸 전분(Hydroxyethyl starch)과 마니톨(Mannitol)
- Acetazolamide, Amiloride, Bumetanide, Canrenone, Chlortalidone, Etacrynic acid, Furosemide, Indapamide, Metolazone, Spironolactone, Thiazides, Bendroflumethiazide, Chlorothiazide 그리고 Hydrochlorothiazide, Torasemide, Triamterene와 Vaptans(예.Tolvaptan)
- Drospirenone, Pamabrom, 탄산탈수효소억제제(Dorzolamide, Brinzolamide)의 국소적인 안과적 사용, 치과마취를 위한 Felypressin의 국소투여의 경우 예외로 적용한다.

Formoterol, Salbutamol, Cathine, Ephedrine, Methylephedrine 및 Pseudoephedrine 등의 약물은 한계치가 정해져 있다. 한계치가 정해진 약물이 이뇨제 또는 은폐제와 함께 상시 또는 경기기간 중의 시료에서 소량이라도 검출될 경우를 주의해야 한다. 이뇨제 또는 은폐제에 대한 치료목적사용면책(TUE)과 더불어 해당 약물에 대한 승인된 TUE를 보유하고 있지 않은 한 비정상 분석 결과(AAF)로 간주한다. 부작용으로는 심각한 저혈압과 탈수증상, 실신, 근육경련 및 근육통 등이 있다.

2) 경기기간 중 금지약물(S6~S9)

(1) S6 흥분제(Stimulants)

신체의 활동성을 높이고 피로감을 낮춰 지속적으로 운동할 수 있게 하는 약물이다. 다이어트 한약에도 사용되는 에페드린이 유명하다. 중추신경흥분제인 만큼 심혈관질환 위험이 있다. 때문에 이를 복용한 유명 선수들은 항상 비싼 주치의를 대동하고 다녔다고 한다.

■ 남용 약물

- Cocaine, Diamorphine(heroin), Methylenedioxymethamphetamine(MDMA/ecstasy)

A. 비특정 흥분제

Adrafinil, Amfepramone, Amfetamine, Amfetaminil, Amiphenazole, Benfluorex, Benzylpiperazine, Bormantan, Clobenzorex, Cocaine, Cropropamide, Crotetamide, Fencamine, Fenetylline, Fenfluramine, Fenproparex, Fanturacetam, Furfenorex, Lisdexamfetamine, Mefenorex, Mephentermine, Mesocarb, Metamfetamine(d-), P-methylamfetamine, Modafinil, Norenfluramine, Phendimetrazine, Phentermine, Prenylamine, Prolintane

B. 특정 흥분제

1,2-Dimethylpentylamine, Methylhexaneamine, 1,3-Dimethylbutylamine, 1,4-Dimethylpentylamine, Benzfetamine, Cathine**, Cathinone과 그 유사제들(Mephedrone, Methedrone, α-Pyrrolidinovalerophenone등), Dimetamfetamine(Dimethylamphetamine), Ephedrine***, Epinephrine****(Adrenaline), Etamivan, Etilamfetamine Etilefrine Famprofazone Fenbutrazate Fencamfamin, Heptaminal Hydroxyamfetamine(Parahydroxyamphetamine), Isometheptene, Levmetamfetamine, Meclotenoxate, Methytenedioxyrnetharnpretanine, Methylephedrine***, Methylphenidate, Nikethamide, Norfenefrine, Octodrine, Octopamine, Oxilotrine(Methylsynephrine), Pemoline, Pentetrazol, Phenethylamine과 그 유도체, Phenmetrazine, Phenpromethamine, Propylhexedrine, Pseudoephedrine*****, Selegiline, Sibutramine, Solriamfetol, Strychnine, Tenamfetamine(Methylendioxyamphetamine), Tuaminoheptane

예외: Clonidine, 모니터링 프로그램에 포함된 흥분제들과 피부, 비강 내 또는 안과적 치료에 사용되는 Imidazoline 유도물(Brimonidine, Clonazoline, Fenoxazoline, Indanazoline,

Naphazoline, Oxymetazoline, Tetryzoline, Xylometazoline)

■ 특정 흥분제 중 스포츠도핑에서의 해당 약물 복용량 허용, 금지 기준

*Bupropion, Caffeine, Nicotine, Phenylephrine, Phenylpropanolamine, Pipradrol과 Synephrine: 모니터링 프로그램에 포함되며 금지약물에 해당하지 않음

**Cathine(D-norpseudoephedrine): 그 농도가 소변에 ml당 5mcg보다 높을 경우 금지된다.

***Ephedrine과 Methylephedrine: 농도가 소변에 ml당 10mcg보다 높을 경우 금지된다.

****Epinephrine(Adrenaline): 국소투약은 금지되지 않는다(예. 코, 눈 또는 국소마취제의 복합투여).

*****Pseudoephedrine: 그 농도가 소변에 ml당 150mcg보다 높을 경우 금지된다.

부작용으로는 심장마비, 뇌졸중, 부정맥의 위험 증가와 불면증, 불안, 급격한 체중감소, 의존 및 중독 증상, 탈수, 떨림, 심장박동 및 혈압 상승이 있다.

(2) S7 마약

신경인성 통증 및 암성 통증 치료제로 사용되는 약물이다. 국내에서는 마약류 관리에 관한 법률에 따라 엄격하게 통제받고 있다. 모르핀이나 옥시코돈 등을 중증 통증 치료제로 사용된다. 선수의 건강보호를 위해 경기중 금지되는 대표적 약물군이다.

모든 광학이성질체를 포함한 다음의 마약류는 금지된다.

Buprenorphine, Dextromoramide, Diamorphine(Heroin), Fentanyl과 그 유도체, Hydromorphone, Methadone, Morphine, Nicomorphine, Oxycodone, Oxymorphone, Pentazocine, Pethidine, Tramadol(2024년 1월 1일부터)

부작용으로 강력한 중독증상을 일으키며 불안, 환각, 정신착란 등을 일으킬 수 있다.

(3) S8 카나비노이드(Cannabinoid)

대마추출물로서 국내에서는 마약류 관리에 관한 법률에 따라 운동선수가 아닌 일반인도 사용해선 안 되는 약물이다.

남용약물: Tetrahydrocannabinol(THC)

모든 천연 및 합성 카나비노이드, 카나비스 함유물(해시시, 마리화나)과 카나비스 제품, 천연 및 합성 Tetrahydrocannabinols(THCs), 합성 카나비노이드는 금지된다. 단 Cannabidiol은 희귀, 난치성 질환에 사용되는 약물로 예외 사항을 적용한다. 부작용으로는 호흡장애, 인지장애, 의존성, 정신병 장애 등이 있다.

(4) S9 글루코코르티코이드(Glucocorticoid)

부신피질호르몬으로 항염증 작용을 할 수 있다. 스포츠계에서 암암리에 사용하는 것으로 의심받는 금지약물이다. 경구복용, 정맥주사, 근육주사 또는 좌약으로 투여하는 모든 글루코코르티코이드는 금지된다. 프레드니솔론과 트리암시놀론 등이 있다.

상세 종류를 살펴보면 Beclometasone, Betamethasone, Budesonide, Ciclesonide, Cortisone, Deflazacort, Dexamethasone, Flucortolone, Flunisolide, Fluticasone, Hydrocortisone, Methyl-prednisolone, Mometasone, Prednisolone, Predisone, Triamcinolone acetonide 등이 있다. 부작용으로 고혈압, 골다공증, 면역력 저하, 혈전장애, 내분비장애, 혈당증가, 근육감소, 백내장, 녹내장, 췌장염, 골절이 생길 수 있다.

3) 특정 종목 금지약물

(1) P1 베타차단제(β Blocker)

교감신경의 베타수용체를 차단해 심장박동수를 감소시키고 집중력 향상에 도움을 주는 약물이다. 특정 종목에서만 금지한다. 지난 2008년 베이징올림픽 사격 종목에서 은메달과 동메달을 딴 북한의 김정수 선수가 도핑검사에서 금지약물 양성반응을 보여 메달을 박탈당했다. 이때 검출된 성분은 심장박동과 혈압을 낮추는 프로프라놀롤로 사용이 금지된 약물이다.

특정 종목에 해당하는 스포츠는 양궁, 자동차경주, 당구, 다트, 골프, 미니골프, 사격, 스키·스노우보드, 수중·핀수영이 있다. 양궁, 프리다이빙, 스피어피싱, 목표물 사격의 모든 세부 종목 등 사격에서 상시 금지된다.

약물은 Acebutolol, Alprenolol, Atenolol, Betaxolol, Bisoprolol, Bunolol, Carteolol, Carvedilol, Celiprolol, Esmolol, Labetalol, Metipranolol, Metoprolol, Nadolol, Nebivolol, Oxprenolol, Pindolol, Propranolol, Sotalol, Timolol 이 속한다.

부작용은 치명적인 기관지 발작(사망에 이를 수 있음), 저혈압, 심장질환(부정맥, 심부전), 집중력저하, 수면장애, 성기능장애, 만성피로가 있다.

4) 기술도핑금지 M1~M3

자가수혈, EPO나 HIF를 분비 촉진시키는 제논 같은 물질을 사용한 경우와 동일한 이유로 금지하는 방법들이다. 경기력을 향상시키는 기술도핑류가 해당한다.

(1) M1 혈액 및 혈액약물의 조작

- 모든 분량의 자가혈액, 동종혈액 또는 이종혈액 및 모든 출처의 적혈구제제를 순환계에 투여 또는 재주입
- 산소의 섭취, 운반 또는 전달의 인위적 향상을 위한 행위. 불소치환화합물, Efaproxiral(RSR13)과 변형 헤모글로빈 제품류(예. 헤모글로빈을 재료로 한 혈액 대체제, 마이크로캡슐로 된 헤모글로빈 제품)를 포함한다. 흡입을 통한 산소 보충은 제외한다.
- 물리적 또는 화학적 수단을 이용한 혈액 또는 혈액약물에 대한 모든 형태의 혈관 내 조작

(2) M2 화학적 · 물리적 조작

- 도핑검사과정에서 채취한 시료의 약물과 유효성을 변조하거나 변조를 시도하는 행위

- 시료 바꿔치기 및 불순물 섞기(예. 시료에 단백질분해효소 첨가)

- 12시간 동안 총 100ml보다 많은 양의 정맥투여 또는 정맥주사는 금지. 단 치료나 수술 절차 또는 임상 진단 조사 과정에서 의료기관에 의해 합법적으로 처치된 경우는 제외

(3) M3 유전자 및 세포도핑

- 어떤 방법을 통해서든 유전자 서열이나 발현을 변경시킬 수 있는 핵산 또는 핵산 유사 물의 사용. 이는 유전자 편집, 유전자 억제, 유전자 이식요법 등을 포함하지만 이에 한 하지 않는다.

- 정상 세포 또는 유전적으로 조작된 세포의 사용

Part 2

도핑금지물질

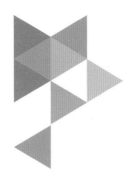

Chapter 1

상시금지물질 S1~S5

1. S1 동화작용제와 AAS 도핑

동화작용제(아나볼릭 제제)는 S1 계열 금지약물이다. 남성의 갱년기 치료 목적으로 생식
선 기능 저하에 사용될 수 있다. 시판되는 약물로 다음과 같은 약물들이 있다.

Testosterone제제로 '나테스토 나잘 겔', '네비도 주사 바이알', '예나스테론 주', '큐엘파
마 테스토스테론에난테이트 주 250mg/ml', '토스트렉스 겔 2%', '안드리올 테스토캡스 연질

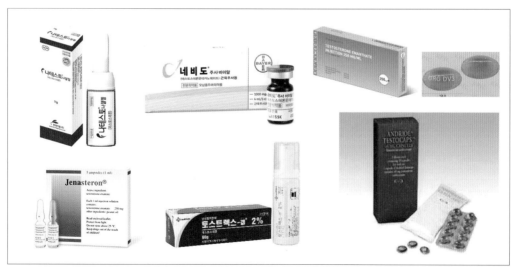

[그림 2-1] 각각 약물 사진 (출처: 약학정보원)

캡슐' 등이 유통되고 있다. 그 외 유사제로 '다나졸' 등이 있다.

인터넷에서 암암리에 판매되는 '윈스트롤(스타노졸롤)', '난드롤론', '볼데논' 등의 제품은 정상적인 경로로 생산되거나 유통되는 것이 아니다.

2019년 1월 26일 "저는 약쟁이입니다"라는 어느 보디빌더의 고백으로 음성적으로만 전해져오던 '로이더' 들에 관한 이야기가 퍼지게 되었다. 나아가 보디빌딩과 피트니스계의 불법 약물 사용 실태에 대한 폭로전이 진행되었다. 이걸 미투 운동에 빗대어 약투 운동이라고 말한다.

도핑하면 가장 흔히 떠올리는 것이 스테로이드이다.

정확히는 AAS(Anabolic Androgenic Steroids; 단백동화 남성화 스테로이드, 이하 AAS)를 말한다. 안드로겐(Androgen)이 단백동화(근육강화: Anabolic), 남성화(Androgen-

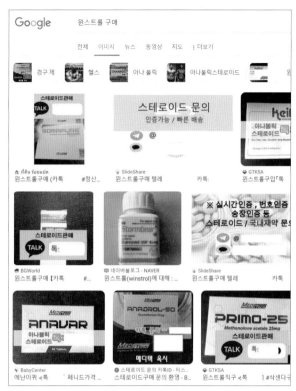

[그림 2-2] 불법 약물 구매 검색 결과 (출처: Google)

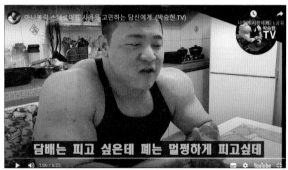

[그림 2-3] 약투 운동의 시작인 유튜버 박승현씨의 고백영상
(출처: 박승현TV)

ic)에 관여해서 단백동화 남성화 스테로이드(AAS: Anabolic Androgenic Steroid)라고 하고 아나볼릭 스테로이드라고도 한다. 그리고 이것을 사용한 자를 '로이더'라고 지칭한다. 본래 미국을 비롯한 해외에서는 피트니스 업계에 스테로이드로 대표되는 각종 불법 약물이 남

용됐다고 익히 알려져 있다. 그래서 로이더는 약물을 사용하는 사람으로 의미가 확대 생산되기 시작했다.

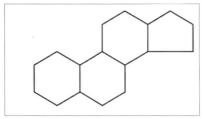
[그림 2-4] 스테로이드 기본 구조

[그림 2-4]는 스테로이드의 기본 구조이다. 사실 모든 스테로이드가 AAS는 아니다. AAS는 여러 스테로이드 화합물의 일종이다.

이와 같은 C17 스테로이드 핵 구조를 가진 물질을 전부 스테로이드라고 하고 스테로이드에는 크게 세 가지가 있다.

- Glucocorticoid: 염증 반응 관여로 체내에서 분비되는 호르몬, 천식, 피부질환 치료 등에 사용됨, S9 금지약물
- Mineralocorticoid: 전해질대사 및 혈압조절, 아직까진 금지약물 아님
- Sex Hormone: 여성호르몬, 남성호르몬

Sex Hormone을 다시 보면 여성호르몬으로 에스트로겐과 프로게스테론이 있다. 남성호르몬으로는 안드로겐, 즉 테스토스테론이 있다. 여성호르몬 도핑이란 말은 생소하다. 도핑은 운동수행능력을 향상시키는 남성호르몬인 안드로겐을 대상으로 한다. 여성호르몬 억제제는 도핑금지물질에 속하나 그 이야기는 추후에 마저 하도록 하겠다.

역사상 유명했던 AAS로는 디아나볼, 튜리나볼, 윈스트롤이 있다.

디아나볼은 지글러가 만들어 역도, 육체미 선수들을 중심으로 퍼져나갔다.

튜리나볼은 동독 선수들의 선수지원이나 운영 방법으로 유명하다.

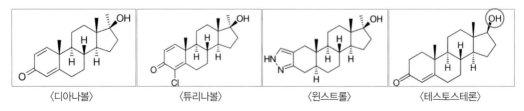

| 〈디아나볼〉 | 〈튜리나볼〉 | 〈윈스트롤〉 | 〈테스토스테론〉 |

[그림 2-5] 각 AAS 구조

윈스트롤은 1988년 서울올림픽의 벤 존슨의 금메달 박탈로 유명하다.

[그림 2-5]는 위에서 언급한 유명한 AAS들과 테스토스테론의 구조적 유사성을 보여주는 구조 그림이다.

이외에 데카듀라볼린(난드롤론)이라 불리는 것도 있다. 중요한 건 테스토스테론의 17번 자리의 OH기가 붙어있는 곳에 메틸기가 붙는다는 것이다.

테스토스테론은 간에서 대사되는 반감기가 매우 짧은 데 반해, 다른 AAS들은 메틸기로 인해 경구제로 먹을 수 있도록 안정성이 확보된다. 이로 인해 주사뿐 아니라 경구제의 사용이 촉발되어 오남용이 가속화되었다. 대신 알킬화된 AAS는 간 대사에서 독성을 갖게 된다.

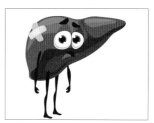

[그림 2-6] (출처: 게티이미지뱅크)

간독성으로 인한 부작용은 다음 2가지가 대표적이다.

- 노란 눈, 즉 황달이다. 간에서 혈중의 빌리루빈을 분해하는데, 이것을 분해하지 못하게 된다. 황색의 색소가 피부나 눈 같은 데에 쌓이는 것을 관측할 수 있다.

- 동맥경화가 야기된다. 좋은 콜레스테롤이라고 불리는 HDL이 감소하고 나쁜 콜레스테롤이라고 불리는 LDL이 증가하게 된다. 청소부 역할의 HDL이 사라지니 LDL의 혈중 농도가 더욱 증가하게 된다. 혈관이 좁아지고 딱딱하게 굳으면서 막히게 되는 동

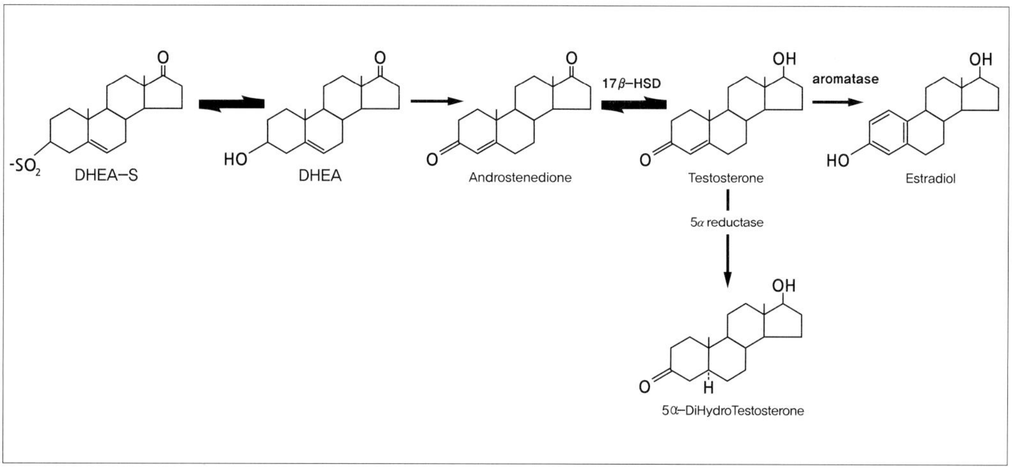

| -SO$_2$ DHEA-S | HO DHEA | O Androstenedione | 17β-HSD | O Testosterone | aromatase | HO Estradiol |

5α reductase

5α-DiHydroTestosterone

[그림 2-7] 5α-DiHydroTestosterone의 대사 (출처: 위키미디어)

맥경화가 유발된다.

그래서 간을 보호한다고 우루사나 실리마린 성분을 같이 복용하는 일도 빈번하다. 물론 그런다고 보호할 수 있는 것도 아니다. 간생검 검사 시 문제가 생긴 것을 회복하는 데는 둘 다 효과가 없거나 약하다. 간에만 문제가 생기는 게 아니다. AAS를 복용한다는 건 체내에 비정상적으로 테스토스테론이 많다는 걸 의미한다.

잉여의 테스토스테론은 위와 같은 대사경로를 통해 5 alpha-DHT와 Estradiol로 대사가 된다. DHT(Dihydrotestosterone)는 탈모에 관심 있는 일반인도 많이 아는 호르몬이다. 전립선비대증 및 탈모에 관여하는 약물들인 피나스테리드나 두타스테리드등의 작용점이기 때문이다. 그래서 옛날 약물로 무게를 쳤던 소련 역도선수들은 전립선이 커져서 요도를 압박해 소변보기가 힘들어 요도에 기다란 관을 꽂고 소변을 봤다고 한다. 물론 옛날의 이야기로만 치부할 것은 아니다. 현재도 진행 중인 이야기이다.

에스트라디올은 여성호르몬이다. 여성형 유방 현상이 나타나는 여유증이 생기게 된다. 근

Week	Testosterone	Primobolan(Tabs)	Masteron	Winstrol	Anavar
1	750mgs/week	50mgs/day			
2	750mgs/week	50mgs/day			
3	750mgs/week	50mgs/day			
4	750mgs/week	50mgs/day	350mgs/week		
5	750mgs/week		350mgs/week		
6	750mgs/week		350mgs/week		
7	700mgs/week		350mgs/week		
8	700mgs/week				
9	700mgs/week			100mgs/day	100mgs/day
10	700mgs/week			100mgs/day	100mgs/day
11	700mgs/week			100mgs/day	100mgs/day
12	700mgs/week			100mgs/day	100mgs/day
13	525mgs/week				
14	525mgs/week				
15	350mgs/week				
16	Contest Week	–	–	–	–

[표 2-1] 스택 예시 표 (출처: '스택' 구글검색)

육질 로이더의 유륜이 어색하게 부풀어 있는 이유다. 로이더들이 이런 걸 막기 위해서 클로미펜 같은 항여성호르몬제를 복용하기도 한다. S4 계열 금지약물에서 다시 한번 다뤄보겠다.

여러 개의 약을 병용하여 스테로이드의 효과도 높이고 부작용을 줄이기 위한 [표 2-1]과 같은 복용 방식을 스택(Stack: 두 가지 이상 AAS 병용투여를 의미하는 은어)이라고 한다.

외부에서 남성호르몬을 공급한다면, 우리 몸의 고환에서 그만큼 남성호르몬을 덜 생산하게끔 Negative Feedback을 하게 된다. 그래서 불임 및 남성 성기능 장애가 오게 된다.

사실 AAS제제 복용 시 근육량 증가의 이득을 얻는다고 한들 심혈관계, 근 파열, 골질환, 간질환, 암 등의 위험만 올리는 위험성이 더 크다. 나아가 미국대학스포츠의학회(ACSM)는 1987년에 AAS가 비효과적이라는 견해를 밝혔다.

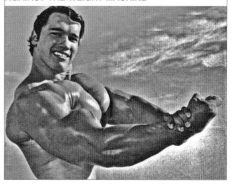

[그림 2-8] Roid Rage란 몸뿐만 아니라 심리 상태에도 영향을 끼쳐 일명 '스테로이드 분노'와 같은 공격성을 유발하는 것. 반대로 우울증, 자살 사고도 유발하기도 한다.

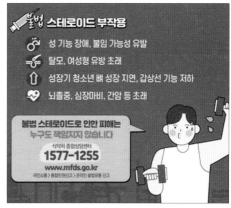

[그림 2-9] 불법 스테로이드 근절 위한 안내문
(출처: 식품의약품안전처)

필자는 위의 약이 비효과적이라는 의견에는 동의할 수 없다. 객관적인 고려와 실험을 위해 통제해야 할 요인을 간과했기 때문이다. 누가 약물을 복용할지 알려주지 않고, 무작위로 정한 뒤 위약(Placebo)에 대한 복용 실험을 진행했어야 효과의 유무를 정확히 확인할 수 있다.

실제로는 선수들이 임상 실험할 때보다 훨씬 많은 용량을 복용 중이라서 효과가 더 크게 나올 수 있다는 것을 고려해야 한다. 실험 결과에 영향을 줄 수 있는 다른 약물 및 보충제, 식품 섭취 등을 통제한 후 실험을 진행했어야 한다.

그런 점을 고려하여 AAS제제를 투여하며 운동의 유무를 통제한 논문을 살펴보기로 하자.

[그림 2-10]에서 Fat-free mass(제지방량; 뼈와 근육량), Triceps(위팔세갈래근), Quadriceps(넙적다리네갈래근)가 운동 여부와 관계없이 늘어난 것을 알 수 있다. 그리고 흔히 3대 500의 기준으로 언급되는 벤치프레스, 스쿼트, 데드리프트 중 2가지(벤치프레스, 스쿼트)의 운동수행능력이 향상한 것을 볼 수 있다.

그럼 어떻게 이런 작용이 가능하고 신체 내에서 어떤 기전으로 이루어질까?

[그림 2-11]과 같은 기전을 통해 안드로겐이 IGF-1(Insulin-Like Growth Factor-1)이라는 GPCR(G-Protein Coupled Receptor)체계에서 m-TOR(mammalian Target Of Rapamycin)이라는 신호전달 과정을 통해 골격근 합성에 관여한다.

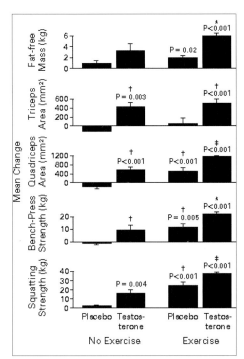

[그림 2-10] Bhasin, S., et al., The effects of supraphysiologic doses of testosterone on muscle size and strength in normal men. (출처: N Engl J Med, 1996, 335(1): p. 1-7, Result)

효과? vs 부작용?
'중요한 것은 선수의 건강과 스포츠맨십'

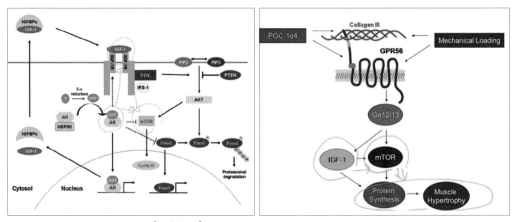

[그림 2-11] Androgenic Action on IGF-1 signaling

공정한 경쟁을 위해서, 그리고 선수 본인의 건강을 위해서 도핑을 하면 안 된다. 인터넷 검색을 조금만 해보면 아직도 약투 운동 당시 벌어졌던 부작용 폭로와 경각심을 불러일으킬 만한 여러 자료가 많다. 위에서도 부작용을 먼저 언급한 바 있다.

이처럼 도핑하면 대표적으로 떠오르는 AAS에 대해 알아보았다. 가볍게 호기심으로 접하거나 주변에 권유하는 일 또한 없길 바란다.

2. S2 성장호르몬(hGH) 도핑과 팔룸보이즘

성장호르몬은 S2 계열 금지약물에 속한다. 성장호르몬 외에도 펩티드호르몬, 성장인자가 있다. 관련 약물 및 유사제로 빈혈, 남성 생식선 기능 저하, 성장호르몬 결핍증에 사용하는 약물 등이 있다.

분류를 크게 본다면 다음과 같다.

- 에리스로포이에틴과 적혈구 생성 작용제로 EPO, HIF(저산소 혈증 유도인자), 전환성장인자-베타(TGF-β) 신호전달 억제제 등
- 펩티드호르몬과 관련 방출인자로 hCG(융모성 생식선자극호르몬), LH(황체형성호르몬), Corticotrophins(부신피질 자극 호르몬)과 관련 방출인자, hGH(성장호르몬)과 GHRPs(성장호르몬 분비 펩타이드)가 있는데 여성선수에겐 금지되지 않음
- 그 외 성장인자와 성장인자 조절제로 IGF-1, VEGF 등

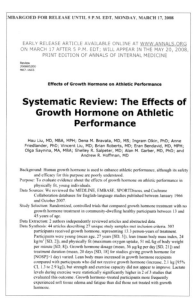

[그림 2-12] The Effects of Growth Hormone on Athletic Performance (출처: Google)

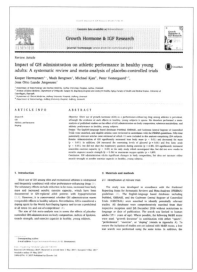

[그림 2-13] Impact of GH administration on athletic performance (출처: Google)

성장호르몬은 도핑금지약물 분류에 따르면 S2 성장인자 관련 금지약물이다. 하지만 도핑위반 단속이 어렵다. 왜 그런지는 이 장의 말미에 서술하겠다. 우선 성장호르몬 도핑이 무엇인지부터 설명하겠다.

앞에서 AAS제제가 IGF-1(Insulin like Growth Factor-1)에 관여해서 근육을 키운다고 [그림 2-11]을 언급한 바 있다. '동화' 작용도 '성장'이다. 성장에는 단순히 키만 자라는 게 아닌 근육과 뼈를 만드는 모든 과정이 포함된다. 이 점에서 성장호르몬이 AAS와 병용된다. 물론 성장호르몬이 근육이나 부족한 부분만 알맞게 채워주진 않는다. 거인증과 말단비대증이라는 질환이 그로 인한 대표적인 부작용이다.

결론부터 말하면 연구결과, 제지방량(골격근량)이 늘고 지방량은 줄었는데 그다지 의미 있게 운동능력이 증가하진 않는다고 한다. 이 괴리는 AAS 관련 연구결과에서 이미 밝힌 바 있다. 연구실에서 실제 운동장을 재현하기 힘든 것이 그 이유이다.

과학자는 성장호르몬의 부작용을 인지하고 있어서 생리적인 농도를 벗어나는 용량으로 연구를 진행하기 어렵다. 그 와중에 선수들은 부작용이 일어나더라도 효과를 얻는 용량으로 약물 사용을 유지해왔다. 또한 구조 변화를 시킨 AAS와 다르게 체내에 원래 있는 물질이라 도핑위반을 잡아내기도 어렵다.

체질에 따라 자연적으로 도핑상태와 유사한 상태를 유지하는 경우도 있다.

씨름 선수에서 종합격투기 선수로 전향하여 한때 성공적인 격투기 선수였던 이가 있다.

다들 잘 알고 있는 대중적인 선수 최홍만이다. 그는 전성기에 218cm에 160kg인데 골격근량이 140kg 체지방이 10% 이하인 체격의 소유자였다. 언급하긴 하지만 사실 말이 안 되는 수치이다. 이렇게나 최홍만 선수는 체격이 특히 압도적이었다. 뇌하수체 종양을 앓고 있던 최홍만 선수는 사실상 성장호르몬 도핑상태와 비슷한 상태였다. 성장호르몬 과다분비 질환의 일종인 거인증과 손발이 커지는 말단비대증을 동시에 앓고 있던 것이 그 증거이다. 위험하지 않거나 이익이 위험을 상회한다면 최홍만 선수도 뇌하수체 종양 수술을 하지 않았을 것이다. 하지만 수술을 했다. 다음과 같은 부작용을 막고, 급사나 수명 단축을 막기 위해서이다.

거인증과 말단비대증뿐 아니라 다음과 같은 부작용들도 발생할 수 있다. 특히나 '팔룸보이즘' 같은 증상이 나타난다. 의학용어는 아니지만 유명해진 부작용이다. 외부의 성장호르몬 공급 과다 증상에 따라 보디빌더들의 배가 올챙이배가 되는 것이다. 장기가 비대해져서 압박하니 배가 튀어나옴과 동시에 유산소 운동도 제대로 못 할 만큼 숨을 헐떡이게 된다.

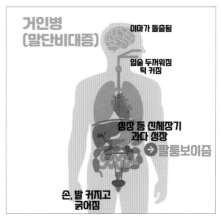

[그림 2-14]

하지만 성장호르몬을 도핑에만 사용하는 것은 아니다. 아주 유명한 선례가 있다. 바로 리오넬 메시의 사례다. 왜소증인 메시의 가능성을 보고 바르셀로나는 미래를 위한 가치투자를 하였다. 성장호르몬 치료에 드는 비용을 전부 부담해주었다. 결과는 모두가 익히 알 듯 대성공이었다. 170cm의 키로 세계축구의 신이 되었다고 해도 과언이 아니다. 이렇게 도핑의 목적을 떠나 왜소증 환자에게는 필요한 치료가 될 수도 있다.

뭐든지 과유불급이 문제다. 성장을 계속 촉진시킨다면 암세포까지 자랄 수 있다. 위에서 언급한 최홍만 선수의 뇌하수체 종양이 바로 그것이다.

성장호르몬 도핑은 분명 스포츠맨십과 선수의 건강을 지키기 위해 엄격히 금지되어야 한다. 하지만 적발이 쉽지 않다고 언급한 바 있다. 보통의 도핑금지물질은 외부유래 물질이지만 성장호르몬은 우리 체내유래 물질이다. 또한 우리 체내에서도 규칙적으로 나오는 물질이 아니기 때문이다. 성장호르몬은 우리 몸의 뇌하수체에서도 햇빛 일조량과 수면 질에 따라서 분비량이 크게 조절된다.

이렇게 개인차나 외부요인을 많이 받는다. 그도 그럴 것이 우리 체내의 호르몬이기 때문이다. 우리 몸의 호르몬은 피드백에 의해 조절된다. AAS처럼 변형한 게 아니라 원래 우리 몸에 있는 호르몬이라 과량을 검출해도 도핑위반으로 적발해내기 어렵다. 그렇다면 방법이 아예 없을까? 그래서 등장한 검사가 있다. 동위체(Isoform) 검사와 생체지표(Biomarker)

검사이다. 동위체 검사나 바이오마커 검사를 간단
하게 설명하면 다음과 같다.

동위체 검사는 분자량 22kDa의 Isoform을 검출
하는 검사를 말한다. 현재의 기술력으로 유전자재
조합 기술을 통해 실험실에서 합성한 성장호르몬
은 22kDa Isoform만 가능하다.

성장호르몬 과다상태 시 우리 몸은 Negative Feed
back을 이용해서 다른 분자량의 호르몬을 낮추게
된다. 이 때, 외부에서 22kDa만 투여받은 사람은 여
전히 그 Isoform이 많을 것이다. 이 원리로 도핑위

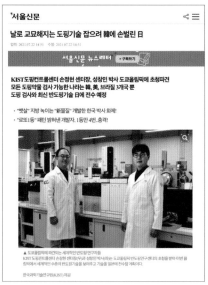

[그림 2-15] (출처: 서울신문)

반을 적발하는 것이다. 다만 이 시간이 하루가 채 안 될 정도로 너무 짧아서 여전히 잡기가
힘들다.

바이오마커는 IGF-1, PIIINP(Procollagen III N-terminal Propetide)를 측정하는 검사인데
이것도 완전하지 않다. 그 외 표적 항체 탐지 등의 방법도 연구 중이다.

그나마 우리나라는 도핑 검출기술력 면에서 뛰어난 편이다. 특히 성장호르몬이나 EPO
에 관한 검출기술력이 뛰어나다고 한다. 이번 도쿄올림픽에서도 그렇고 여러모로 기술력
을 인정받는 편이라 한다. 쫓고 쫓기는 레이스는 현재도 진행 중이다.

3. EPO와 혈액도핑, 금지 '약물'에서 금지 '물질'로

앞서 성장호르몬에서 언급했듯 체내에 이미 존재하는 물질은 검출이 힘들다. 만약 자기
혈액을 더 넣었다면 어떨까? 그렇게 언제부터 시작되었는지 정확히 알 수는 없지만, 자가
수혈을 통한 혈액도핑 방식이 선수들끼리 암암리에 퍼져지게 되었다. 언젠가부터는 "수혈
을 안 하면 메달을 못 딴다. 다른 선수들 다하니 너도 해야 한다"며 강요하는 분위기까지
조성이 되었다고 한다.

그럼 대체 왜 수혈을 하는 걸까? 왜 운동능력이 상승할까? 이 이야기를 하기에 앞서 전설적인 사이클 선수인 랜스 암스트롱에 대한 이야기를 해보겠다.

미국 텍사스 출신인 그는 고환암 수술 이후 재활을 거쳐 '투르 드 프랑스' 7연패를 달성하였다. 인간 승리의 대명사격 존재가 되었고 많은 사람의 주목과 존경을 받았던 선수이다. 화려한 기록과 수상 실적 그리고 세계적인 인기까지 누린 사이클선수였다. 그랬던 그가 사실은 약물의 도움을 받았다는 것이 이후에 밝혀졌다.

더군다나 혼자서만 도핑을 한 게 아니었다. 그는 주변 팀 동료에게 본인의 권력을 이용해서 도핑을 강요하기도 했다. 견디다 못해 언론이나 사법기관에 제보한 이들한테는 소송과 여론몰이로 사회적 매장을 하기도 했다. 이러한 사실이 나중에 드러나 놀라움을 안겼다. '얀 울리히'라는 만년 2인자와의 대회 중 암스트롱이 넘어진 적이 있다. 이때 얀이 일으켜준 일화가 스포츠맨십의 표상으로 화제가 된 적이 있다. 나중에 알고보니 둘 다 약물을 이용한 약쟁이들의 동업자 정신에 지나지 않았다던 씁쓸한 뒷이야기가 있다.

이 시기에 도핑을 주도한 유명한 의사가 있다. Dr. Ferrari 라 불렸던 미켈 페라리이다. 그가 이런 말을 한 적이 있다.

"EPO는 위험하지 않습니다. 위험한 건 남용이죠. 오렌지 주스를 10L 마시면 위험한 것과 마찬가지입니다"

여기서 언급되는 EPO는 'Erythropoietin(적혈구생성인자)'로써 우리 몸의 신장에서 만들어지는 물질이다. 본디 목적은 신장이 안 좋은 이들이 빈혈에 시달리니 이를 치료하기 위해서 만든 약이다. 그러나 본래의 목적, 취지와 다르게 이렇게 인위적으로 적혈구를 늘리기 위한 도핑에 사용된 것이다. 자가수혈도 마찬가지다. 결국 적혈구의 수를 늘리는 것이 주목적이다.

다른 사람의 피를 수혈받으면 면역반응이 일어난다. 그런 경우 고열이 일어나거나 오히려 컨디션이 안 좋아지는 경우가 있게 된다. 그런 부작용을 줄이기 위해 몇 달 전에 자신의 피를 뽑아 놓은 뒤 경기를 앞두고 다시 주입하는 '자가수혈'을 택한 것이다. 그 방식이 적혈구 생성을 유도하는 EPO를 정기적으로 맞는 형식으로 좀 더 편하게 바뀌었던 것뿐이다.

적혈구는 산소를 운반하는 핵이 없는 세포다. EPO를 맞으면 근육에 산소를 전달하는 세포들이 늘어나니 당연히 운동능력이 증가한다는 것이다. 정말로 운동능력을 올린다는 근거가 있을까 살펴보았다.

[그림 2-16] 'Response to exercise after blood loss and reinfusion'에 따르면 피를 뽑힌 참가자에게 4주 뒤에 800~1200mL의 혈액을 reinfusion 하였더니 지구력이 약 16~25% 정도 증가했다고 한다.

AHA(American Heart Association)에서 좀 더 구체적인 사항을 찾아보았다.

[그림 2-17]은 'Cardiovascular Effects of Performance-Enhancing Drugs'에 관한 논문이다.

'운동능력 향상 약물(Performance-Enhancing Drugs)'을 줄여서 PED라고도 한다. 앞으로 도핑 관련하여 자주 볼 단어다. PED의 심혈관계 관련 효과를 다룬 논문이다. 산소운반능을 올리고 산소포화도를 변화시켜주는 약물과 관련해서 살펴보았다. 결론부터 말하면 약 10% 정도 지구력을 올려준다고 한다. 말초조직(예. 근육)에 산소 전달능력과 산소

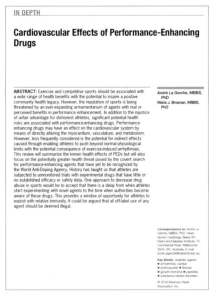

[그림 2-16] (출처: BJORN EKBLOM, 1972.08.01 journal of applied physiology)

[그림 2-17] (출처: Volume 135, Issue 1, 3 January 2017; Pages 89-99)

운반능력이 증가하여 운동능력이 향상된 것으로 보인다. 직접 적혈구를 제공하는 수혈은 즉시 극적인 효과를 보이지만, EPO는 적혈구의 생성을 유도하기에 시간이 좀 더 걸리긴 한다.

본디 인체에서 적혈구는 산소포화도가 낮아지면 수를 늘려서 극복하려고 한다. 저산소

혈증을 유발하게 되면 체내에서 HIF(Hypoxia-Induced Factor: 저산소 혈증 유도인자)가 만들어진다. 이는 신장에서 EPO생산을 늘려 적혈구를 많이 만들게 한다.

굳이 HIF라는 걸 언급한 이유가 있다. 이것 또한 금지약물을 판단하는 기준으로써 중요하기 때문이다. 저산소 혈증을 유도하기 위해 고산지대 훈련이나 고도 방 훈련을 하는데 지친 사람들은 제논(Xe)이라는 기체를 활용하기도 한다. 그러면 저산소 혈증 상태가 임의로 만들어지게 되어 HIF가 생성된다.

여기서 애매한 점이 발생한다. '어디까지 약물로 보는가'의 문제이다. EPO는 명백히 약물이라 볼 수 있다. 하지만 자가수혈과 제논 기체 흡입은 의료행위로 볼 수 있고, '금지약물'이라고 보기는 애매하다. 그래서 IOC에서는 1984년 LA 올림픽 이후부터 '약물(Drug)'에서 '물질(Substance)'로 도핑의 정의를 바꿔 확장하였다. 그리고 세계자전거연맹(UCI) 또한 WADA와 손잡고 2008년부터 선수생체여권(Athelete Biological Passport: ABP)을 도입했다. 생체여권이란 선수별로 혈액, 소변샘플을 수집하여 선수별 의학적 프로필을 만들고 이와 비교하는 것을 말한다.

언급한 바처럼 EPO는 체내에서 생성되는 물질이다. 자가수혈을 하게 되면 내 혈액이라서 판별이 쉽지 않다. 그래서 미리 시료를 수집하여 통계를 내놓는다. 그 범위를 벗어나면 도핑위반으로 간주한다.

[그림 2-18]에서 빨간 범위가 정상상태의 범위를 의미한다. 파란색 수치가 빨간색 범위를 벗어나면 도핑위반으로 간주하는 것이다. 사생활 침해라는 반대도 많았지만 2008년 ABP가 도입되었다. 이후에도 도핑이 이루어지긴 했지만 그래도 1990년대에 비하면 상당히 많은 양을 줄

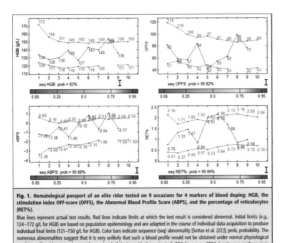

Fig. 1. Hematological passport of an elite rider tested on 9 occasions for 4 markers of blood doping: HGB, the stimulation index OFF-score (OFFS), the Abnormal Blood Profile Score (ABPS), and the percentage of reticulocytes (RET%).
Blue lines represent actual test results. Red lines indicate limits at which the test result is considered abnormal. Initial limits (e.g., 124–172 g/L for HGB) are based on population epidemiology and are adapted in the course of individual data acquisition to produce individual final limits (121–150 g/L for HGB). Color bars indicate sequence (seq) abnormality (Sottas et al. (22)]; prob, probability. The numerous abnormalities suggest that it is very unlikely that such a blood profile would not be obtained under normal physiological conditions. The rider was subsequently convicted of doping with the variant of rEPO known as CERA (continuous erythropoiesis receptor activator). How to calculate OFF-score and ABPS can be found in Gore et al. (10) and Sottas et al. (11), respectively.

[그림 2-18] The Athlete Biological Passport (출처: Pierre-Edouard Sottas,1* Neil Robinson,1 Olivier Rabin,2 and Martial Saugy1 Clinical Chemistry 57:7 969–976 (2011))

일 수 있게 되었다.

그런데 과연 EPO는 부작용이 없을까?

적혈구 수가 늘어나면 적혈구용적률(Hematocrit)이 늘어나게 된다. 그럼 혈액의 점성이 증가하여 혈전 생성 위험이 커진다. 따라서 심장마비 위험이 증가한다. 어떤 선수들은 그게 무서워 혈전생성을 막는다고 밤에도 계속 움직였다는 웃지 못할 사례도 존재한다.

근데 직접적으로 EPO가 심장마비를 일으킨다는 증거는 없다. [그림 2-17]의 논문 'Cardiovascular Effects of PED' 뿐 아니라 다른 논문의 언급도 그러하다. 간접적인 증거는 확인 가능했다. 심혈관계가 통상적인 훈련을 통해 받는 부하의 범위를 넘어서기에 좌심실의 내부 직경이 증가하고 심박출량이 감소했다는 결과가 그것이다. 이게 심근이 섬유화되고 관상동맥이 석회화되는 것도 촉진할 수 있을 것이다. 관상동맥질환에 대한 보다 자세한 언급까지는 생략하도록 하겠다.

결국 내재한 위험성도 간과할 수 없거니와 공정한 경쟁을 중요한 가치로 여기는 스포츠맨십에 반한다. 그 결과 EPO가 금지약물로, 제논과 혈액도핑이 금지물질과 금지 방법으로 지정이 된 것이라고 할 수 있다.

그럼 고지대에서 운동해서 인위적으로 산소가 희박한 환경을 만드는 건 어떨까?

이건 상당히 애매한 문제다. 개인차가 있고 영향을 미치는 게 1% 선에서 끝나기 때문이다. 그러므로 명확한 운동능력 향상이라고 보기 힘들다.

카페인이 부스터, 각성제 효과가 있지만 금지물질이 아닌 것과 같은 맥락이다. 물론 모니터링 대상이긴 하지만 이는 선수의 건강보호 측면도 크다. '금지약물'에서 '금지물질'로 의미가 확장된 이유와 그 의미를 다시금 되새길 필요가 있다.

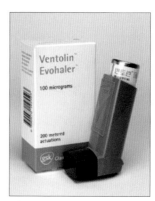

[그림 2-19] (출처: 약학정보원)

4. S3 베타-2 작용제 -올과 -롤

S3 베타-2 작용제는 천식 및 다른 호흡기 질환에 사용하는

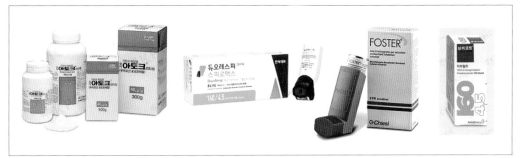

[그림 2-20] (출처: 약학정보원)

약물들이다. 운동선수들도 다빈도로 사용한다.

유명한 Salbutamol 성분의 약으로 '벤토린'이 있다. 보통 흡입기를 생각하면 가장 먼저 떠올리는 약이 바로 이것일 것이다.

Formoterol 성분의 약으론 '아토크'가 있다. '듀오레스피', '심비코트', '포스터' 흡입제에도 단일제로는 아니지만 포함되어 있다.

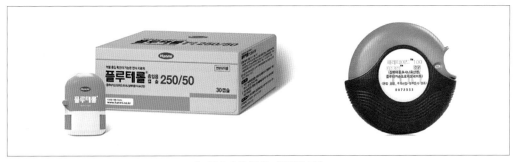

[그림 2-21] (출처: 약학정보원)

Salmeterol 성분 역시 단일제로는 아니지만 '플루테롤', '세레타이드' 등에 포함되어 있다.

Vilanterol 성분 또한 역시 단일제로는 아니지만 포함된 약으로 '렐바'가 있다.

감기 증상 중에서 기침을 많이 하는 환자들이 기관지 확장 효과를 위해 베타-2 작용제를 처방받는 경우가 많다. 패치제는 전신작용을 나타내는 제형이다. 성분 이름은 둘 다 Tulobuterol

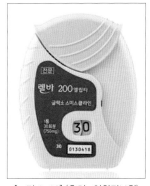

[그림 2-22] (출처: 약학정보원)

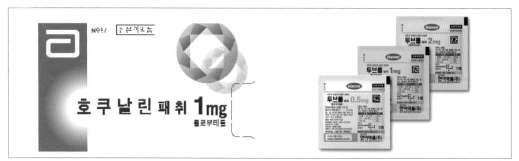

[그림 2-23] 아기들 키우는 부모님께 유명한 패치제, '호쿠날린 패치'와 '투브롤 패치' (출처: 약학정보원)

이라고 한다. 이외에도 '아토크'로 유명한 Formoterol 성분처럼 -ol 로 끝나서 - 올, -롤 로 끝나는 성분명의 약들이 베타-2 작용제 성분명의 특징이다. 넓어진 기관지가 객담배출을 좀 더 쉽게 해서 기침이 줄어들게끔 한다.

베타-2 작용제는 S3 계열 금지약물에 해당한다. 기관지 확장 효과가 있는 약물의 특성상 지구력이 증가하고 약간의 교감신경 활성 효과를 가지기 때문이다. 도핑계에선 그중에서 도 클렌부테롤이라는 성분이 유명하다. 처방약으로는 암브로콜 등의 약이 있다. 기관지 천 식 등에도 주로 사용하는 약물이다. 이 약물이 유명한 이유는 동물연구 결과 앞에서도 언급 한 Anabolic한 효과 활성이 발견되었기 때문이다. 이 약물은 그래서 베타-2 작용제이지만 드물게 S1 계열 금지 약물로 분류된다.

Anabolic한 효과란 앞서 언급한 걸 다시금 정리해보면, 근육량을 증가시키고 체지방 감 소를 촉진하는 것을 말한다. 그래서 보디빌딩 선수 중에서는 커팅제로써 에페드린과 동시 에 사용하는 경우도 많다. Clenbuterol의 기관지 확장 효과로 넓어진 기관지를 통해 산소공 급량이 증가한다. 지방산화가 활발해져서 체지방 분해 효과와 근육질의 강화를 동시에 얻 을 수 있는 것이다.

그런데 이 Clenbuterol을 소에 적용하기도 한다. 지방을 연소시키고 단백질의 양을 늘릴 수 있으므로 소의 육질을 좋게 하려고 사용되는 것이다. 국내에서도 냉면 육수에서 Clen-buterol이 검출되었단 기사가 있었다. 단백질 보급을 위해서 소고기를 맛있게 먹고 Clen-buterol 검출로 인해 도핑에 걸려 운동선수가 피해를 본 슬픈 사례도 실제 존재한다. 그래서 전지훈련 중 현지에서 소고기를 먹지 못하게 지시를 내리는 감독들도 많았다고 한다. 이 Clenbuterol 관련해선 우리나라에도 유명한 사례가 있다. 육상선수인 이진일 선수의 사례다. 이진일 선수는 트랙경기에서 국제경쟁력을 가진 유일한 한국 선수였다. 그러나 체육계의 무지로 인해 도핑에 걸려 선수 인생을 불운하게 마감하게 된 시초격 사례의 당사자이다.

당시 그는 히로시마아시안게임을 휩쓸고 세계랭킹 7위와 아시아 신기록까지 세웠다. 곧 이어질 1996년 애틀랜타 올림픽에서도 기대를 한 몸에 받고 있었다. 그러던 와중에 95년도에 홍콩 독감에 걸렸다. 선수촌에서 처방받은 약을 먹고도 듣지 않아 외출할 때 약국에서 약을 구매하였다. 그런데 3일 후에 불시 파견된 IAAF 도핑 검사관이 태릉선수촌에 방문했다. 이때 약에 들어간 Clenbuterol이 소변 검사에서 검출되어 도핑에 걸렸다. 그 결과 4년의 자격 정지 처분이 떨어졌다. 이후 자격 정지 2년으로 줄었지만, 아킬레스건 부상으로 1997년 부산 동아시안 게임에 출전하지 못했다. 비록 1998년 방콕아시안게임에서 금메달을 획득했지만 그 이후로 은퇴하였다. 경기력을 한창 끌어올려야 할 때 자격 정지를 당한 게 여러모로 안타까운 사례이다. 당시에는 의약분업 이전이라 약국에서 해당 성분이 포함된 약을 구입할 수 있었고 그대로 복용한 것인데, 지금은 병원 처방으로 약국에서 조제되는 전문의약품으로 분류되어 있다.

도핑이 운동선수 본인의 책임이라고는 하지만 이 과정에서 의사와 약사, 두 보건 의료전문가의 더블 체크가 있었다면 분명 달라졌을 것이다. 전문가로서의 책임과 역할을 명확히 인식하고 있어야 하겠다.

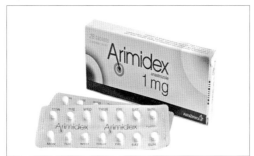
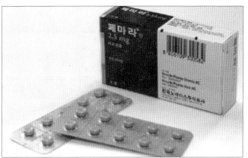

[그림 2-24] (출처: 약학정보원)

5. S4 호르몬 및 대사변조제: 근육질 남성과 여유증

여성형유방(여유증), 유방암 등의 치료제로 사용되는 여성호르몬 억제제는 S4 호르몬 및 대사변조제의 금지물질이다. 유방암, 당뇨, 불임(여성), 다낭성 증후군에 사용되는 약물들이다.

특정 약물로 아로마테이즈 억제제 Anastrozole 성분의 '아리미덱스', Letrozole 성분의 '페마라', '레나라' 등이 있다.

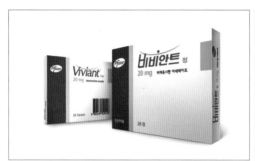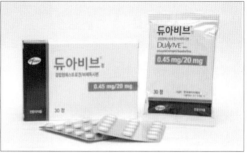

[그림 2-25] (출처: 약학정보원)

항에스트로겐 류(SERMs)로는 Bazedoxifene 성분의 '비비안트', 에스트로겐 복합제로서 '듀아비브'가 있다.

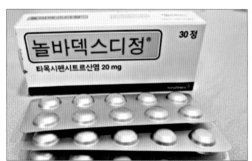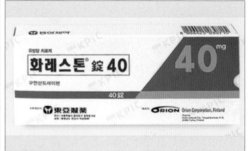

[그림 2-26] (출처: 약학정보원)

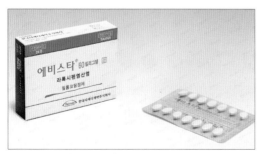

[그림 2-27] (출처: 약학정보원)

Tamoxifen 성분으로 '놀바덱스', Toremifene 성분의 '화레스톤', Raloxifene 성분으로 '에비스타'가 있다.

비특정 약물로는 액티빈수용체 ⅡB 활성화 억제제들로 마이오스타틴의 발현을

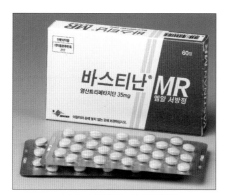

[그림 2-28] (출처: 약학정보원)

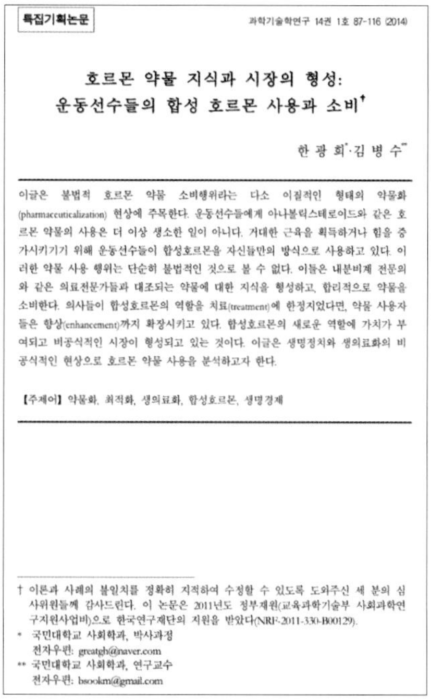

특집기획논문   과학기술학연구 14권 1호 87-116 (2014)

호르몬 약물 지식과 시장의 형성:
운동선수들의 합성 호르몬 사용과 소비†

한광희·김병수

이글은 불법적 호르몬 약물 소비행위라는 다소 이질적인 형태의 약물화 (pharmaceuticalization) 현상에 주목한다. 운동선수들에게 아나볼릭스테로이드와 같은 호르몬 약물의 사용은 더 이상 생소한 일이 아니다. 거대한 근육을 획득하거나 힘을 증가시키기 위해 운동선수들이 합성호르몬을 자신들만의 방식으로 사용하고 있다. 이러한 약물 사용 행위는 단순히 불법적인 것으로 볼 수 없다. 이들은 내분비계 전문의와 같은 의료전문가들과 대조되는 약에 대한 지식을 형성하며, 합리적으로 약물을 소비한다. 의사들이 합성호르몬의 역할을 치료(treatment)에 한정지었다면, 약물 사용자들은 향상(enhancement)까지 확장시키고 있다. 합성호르몬의 새로운 역할에 가치가 부여되고 비공식적인 시장이 형성되고 있는 것이다. 이글은 생명정치와 생의료화의 비공식적인 현상으로 호르몬 약물 사용을 분석하고자 한다.

【주제어】약물화, 최적화, 생의료화, 합성호르몬, 생명경제

† 이론과 사례의 불일치를 정확히 지적하여 수정할 수 있도록 도와주신 세 분의 심사위원들께 감사드린다. 이 논문은 2011년도 정부재원(교육과학기술부 사회과학연구지원사업비)으로 한국연구재단의 지원을 받았다(NRF-2011-330-B001129).
* 국민대학교 사회학과, 박사과정
전자우편: greatgh@naver.com
** 국민대학교 사회학과, 연구교수
전자우편: bsookim@gmail.com

[그림 2-29] (출처: KISTI)

감소 또는 제거하는 제제 등이 포함된다.

대사변조제로는 AMPK(AMP-활성화 단백질 키나아제 활성제), PPARδ 작용제, 인슐린과 인슐린 유사제, 그리고 Trimetazidine 성분의 '바스티난' 등이 있다.

놀바(놀바덱스: 타목시펜), 클로미드(클로미펜), 아나스트로(아나스트로졸: 아로마테이즈 억제제)

보디빌딩, 헬스 커뮤니티 등을 보면 어렵지 않게 위의 용어를 찾아볼 수 있다. 위 약물들은 유방암 치료제로 사용하는 여성호르몬 억제제이다. 그럼 남성이 왜 유방암 치료제를 복용할까?

앞서 AAS(Anabolic Androgenic Steroids)의 효과와 부작용에 대해 언급하였다. 여성호르몬 억제제는 이 AAS류의 사용법으로 흔히 불리는 스택(Stack)과 불가분의 관계이다.

[그림 2-29]는 '호르몬 약물 지식과 시장의 형성: 운동선수들의 합성 호르몬 사용과 소비'라는 '과학기술학 연구 14권 1호 87-116 (2014)'에 실린 특집 기획 논문이다.

여기에서 보면 오히려 KADA의 집중관리를 받는 전문 운동선수들보다 일반인 혹은 유망주들의 AAS 도핑에 대한 우려를 표하고 있다. 앞서 언급한 커뮤니티들의 반응을 보면, 다들 생각보다 도핑에 대해 안일하게 생각하는 경향을 볼 수 있다. 적당히 쓰면 간도 성기능도 멀쩡하다고 생각하거나 소위 'High Risk, High Return'으로 생각하는 경향이 있다. 전문가를 자칭하는 사람들이 많은 것들도 문제다.

그 적당량을 누가 투여할까? 독성이 없으면서 약효만 있는 용량이 적당량일까? 운이 좋아서 큰 이상 없이 넘어가는 일이 있을 수도 있다. 하지만 몸에 유해할 가능성이 조금이라도 있으면 미리 방지해야 한다. 선수를 지키기 위해 만들어진 게 도핑금지의 시작이었던 것을 잊지 말자.

[그림 2-29]의 논문에 보면 특히 'PCT(Post Cycle Therapy)'라는 단어에 주목할 필요가 있다. 스테로이드의 스택 중 휴지기 내지는 관리기를 의미한다. 이 기간에 Aromatase inhibitor류나 SERM(Selective Estrogen Receptor Modulator)류, HCG 등을 복용한다. 이는 호르몬계 평형 붕괴를 인위적으로 조절하기 위함이다. 이 평형 붕괴를 이해하기 위해서 다양한 스테

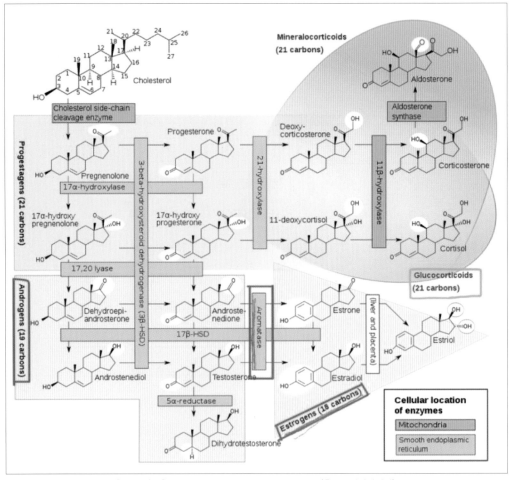

[그림 2-30] Steroidogenesis of steroid hormones (출처: 위키피디아)

로이드 호르몬의 대사와 구조를 나타낸 [그림 2-30]을 첨부한다.

녹색 사각형 테두리를 그린 것은 S9 글루코코르티코이드이다. 뒤에서 설명할 예정이다. 빨간 사각형 그린 것이 성호르몬들과 그 관련 요소들이다. 그중 에스트로겐과 전환효소는 파란 줄이 쳐져 있다.

아로마테이즈는 말 그대로 Aromatization(방향화)를 시키는 CYP19A1효소다. 유명한 효소 CYP450의 일종이다. 4~5족 이후로는 기억을 못 하는 경우도 많을 것이다. 테스토스테론을 에스트로겐으로 변화시키는 중요한 효소다. 인체 내 여러 군데 분포하는데, 그중 지방세포에 많이 분포한다. 비만 환자가 성기능이 떨어지게 되는 이유 중 하나이다.

AAS를 사용하면 테스토스테론, 즉 안드로겐이 인위적으로 다량 공급되었으니 아로마테이즈가 과량을 에스트로겐으로 전환해버린다. 그로 인해 남성호르몬 공급을 했는데 남성호르몬과 동시에 여성호르몬도 증가하게 된다. 체내에서 고환이 일을 안 해도 남성호르몬은 많아진다. 고환의 기능이 저하되는 것이다. 그와 동시에 여성호르몬이 증가하니 여성화 부작용들이 생겨난다. 대표적인 것이 바로 여유증이다. 여성형유방증을 말한다. 이렇게 AAS를 장기간 복용하면 유선조직이 발달하며 여유증이 생긴다. 그래서 소위 '케어가 필요한 시기'인 'PCT'에 유방암 치료제인 여성호르몬 억제제를 섭취하게 되는 것이다.

그 여성호르몬 억제제로 앞서 말한 아로마테이즈 억제제와 여성호르몬 수용체 작용제를 사용한다. 여성호르몬으로의 전환을 막아버리거나 아니면 여성호르몬이 작용하는 수용체의 작용을 억제하는 것이다.

사실 약물을 하지 않는 정상 남성이라면 웬만하면 여성호르몬 억제제 계열을 먹을 일이 없다. 만약 복용을 한다면 위의 스택 경우일 가능성이 크다. 따라서 위에 나온 여성호르몬 억제제 계열인 Aromatase inhibitor, SERM 등도 S4 호르몬 및 대사변조제 약물로 금지약물 목록에 들어가 있는 것이다.

많은 포털 사이트에 여전히 아나볼릭 스테로이드에 대한 단순한 호기심 내지는 순간의 흥미로 시도해 보려는 사람들의 문의 글이 많다. 그리고 그 밑에는 다년간의 임상실험(?)

을 했다며 전문가라고 자칭하는 어설픈 '약물 코디네이터' 혹은 '디자이너'들의 답글이 판을 친다.

보건의료인은 소명 의식을 갖고 이들에게 'High Risk, High Return' 이 아니라 'High Risk, Low Return'임을 알려주어야 한다. 가짜 전문가가 아니라 진짜 전문가가 나서야 할 때이다.

6. 마이오스타틴, 자연 근손실의 원인

이번에는 골격근 생성에 관여하는 마이오스타틴에 대해서 알아보도록 하자. 기전상 관련된 약물들도 함께 알아보겠다.

마이오스타틴(Myostatin)은 근육(Myo)+저해제(Statin)의 합성어이다. 근육세포 간 마이오카인(Myokine)의 일종이다. 마이오카인은 근육세포 내외간 세포 전달물질을 의미한다. 사이토카인(Cytokine)의 일종이라고 할 수 있다.

스타틴은 로수바스타틴이나 아토르바스타틴의 바로 그 스타틴이다. HMG-CoA Reductase inhibitor를 지칭하던 것이 그대로 익숙하게 굳어져버린 것이다. Somatostatin 같은 걸 생각하면 Statin이 Inhibiting hormone의 이름으로도 쓰이는 것을 알 수 있다. 참고로 Somatostatin은 Somatotropin과 대응되는 호르몬이다.

마이오스타틴은 GDF8(Growth Differentiation Factor 8)로 알려진 마이오카인이다. TGF-beta Family protein이며 근육세포(myocyte)에서 합성, 방출된다. 골격근 세포 성장을

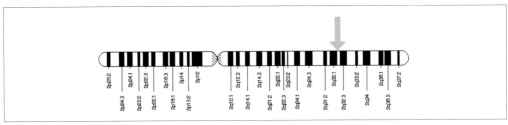

[그림 2-31] MSTN유전자의 위치, 위치 32.2, 상염색체 2의 긴 팔에 위치

억제하고 MSTN 유전자에 암호화되어 있다.

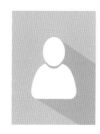

이세진
미 존스홉킨스대 교수

포상명	호암상	접수/심사기관	호암재단
훈격	기타	수상년도	2013년
시상내용	의학상	회차/주	
등급	해당없음		

이세진 박사는 근육의 성장 및 발달 분야에서 탁월한 연구 성과를 이룩한 세계적인 의과학자이다. 이 박사는 근육 성장을 억제하는 단백질인 마이오스타틴을 최초로 발견하고 마이오스타틴이 근육 성장을 조절하는 기전을 밝혔다. 근육을 포함한 생체의 모든 조직의 성장은 여러 가지 성장 촉진 인자와 성장 억제 인자에 의해 조절을 받으며, 현재까지 많은 종류의 성장 인자들이 알려져 있다. 이러한 성장 인자 중 TGF-β는 처음 정상 세포를 암세포로 변형하는 인자로 발견되었으나 이후 이 군에 속하는 인자들이 여럿 발견되었고 이들이 세포의 성장, 분화 등에서 다양한 기능을 하는 것이 알려졌다. 이 박사는 1990년대 중반부터 새로운 TGF-β를 찾는 연구를 시작하여 여러 개의 새로운 TGF-β군 성장 인자들을 발견하였으며 이중 GDF-8이 강력한 근육 성장 억제제라는 사실을 밝히고 이를 마이오스타틴이라 명명하였다.

이 박사는 마이오스타틴이 근육세포에서 발현 되며 쥐에서 유전자를 제거하면 골격근육이 비대해지고 과발현하면 근육이 위축된다는 사실을 발견하였으며 근육이 이상적으로 비대한 소에서 마이오스타틴의 기능 소실이 있다는 것을 발견하였다. 또한 이 박사는 마이오스타틴과 결합하는 세포 수용체를 발견하고 수용체와의 결합을 저해하면 마이오스타틴 제거와 마찬가지로 쥐에서 근육의 비대를 초래한다는 것을 보여 마이오스타틴이 강력한 근육 발달 억제제임을 증명하였다. 이러한 연구는 마이오스타틴 기능 억제제의 개발로 이어져 근육 위축의 질병치료에 활용할 수 있는 가능성을 제시하였다. 이 박사는 이상 근육비대가 있는 어린이에서도 마이오스타틴의 변이를 찾아내고 마이오스타틴의 유전적 이상이 질환으로 이어질 수 있음을 밝혔다. 이 박사는 마이오스타틴을 최초로 발견한 후, 동물 연구를 통해 그 기능 및 억제 효과를 증명하고 작용 기전을 밝혀 근육 성장 및 발달 조절 기전의 중요 부분을 밝혔다. 또한 동물과 사람에서 유전적 변이를 발견하였을 뿐만 아니라 임상 활용 가능성을 제시하였으며 이러한 업적으로 2012년에 미국 과학학술원의 회원으로 선정되었다.

[그림 2-32] (출처: 과학기술포상정보서비스)

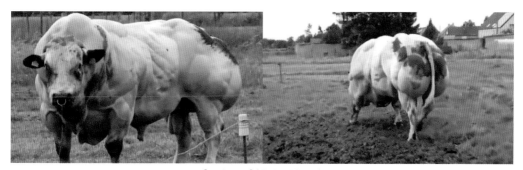

[그림 2-33] (출처: 서울신문)

[그림 2-33]은 벨지안 블루라는 실제 소의 품종이다. 육종업자의 교배를 통한 품종개량 과정에서 나왔다. 섭취량과 운동량이 큰 차이가 없음에도 근육량이 비정상적인 품종이 나온 것이다. 이 소는 알고 보니 GDF-8이라는 유전자 결핍이 있었다.

즉 마이오스타틴 결핍이 있었다. 특이한 유전형질로 인해 심장과 뼈, 관절 등 여러 합병증으로 조기사망에 이르는 경우가 많다고 한다.

이 밖에도 휘핏이나 유전자 조작으로 만든 근육 돼지 등이 있다. 휘핏은 빠르게 움직인다는 뜻의 '휘핏(Whip it)'을 의미한다. 결핍 유전자를 하나(+/−)만 타고나면 굉장히 잘 달리는 개가 되지만 두 개(−/−)를 타고나면 지나친 근육 덩어리가 되어 잘 달리지 못한다. 소위 '숨만 쉬어도 근육량이 증가한다'라는 믿음 덕분에 일약 마이오스타틴 저해제의 연구는 주목받게 되었다. 근육감소증(Sarcopenia) 치료에도 도움이 될 것이라 여겨졌기 때문이다.

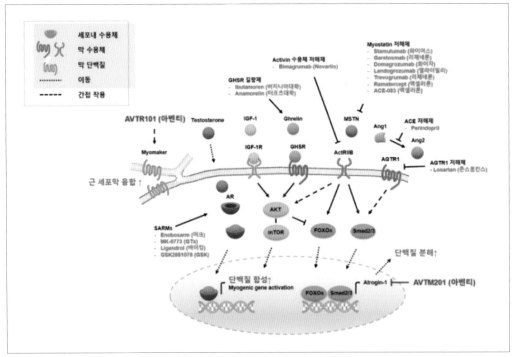

[그림 2−34] "아벤티의 타깃은 마이오스타틴이 아니다"(출처: 히트뉴스)

[그림 2-34]는 마이오스타틴이 액티빈 수용체에 결합하여 근육생성억제를 하는 기전과 억제제 및 액티빈 수용체 결합제 등 관련 약물들을 잘 표현해 놓은 모식도이다. 유명한 억제제 Follistatin이 빠져있는 것이 한가지 흠이다.

[그림 2-34]의 기사 본문에 마이오스타틴 진화과정에서의 중요성과 필요성에 관해서도 기술되어 있다. 인간이 생존을 위해 자연히 에너지 소비가 과다한 근육의 유지를 포기하

는 쪽으로 진화했다는 것이다. 그 외 2형 당뇨환자나 노화로 인한 근 감소증을 겪는 환자들을 대상으로 한 마이오스타틴 및 그 외 타겟 약물의 개발 가능한 관점이 기술되어 있다.

액티빈수용체 특이적 항체인 Bimagrumab이 최근에 다시 주목받고 있다고 한다. MAB, 즉 Mono Clonal Antibody는 내용이 너무 방대하니 여기선 설명하지 않겠다. WADA는 관련 약물들을 'S4 호르몬 및 대사변조제' 항목에 넣어 금지약물 목록으로 지정했다.

아기 몸짱으로 인터넷 커뮤니티에서 유명했던 아기가 있다. 리암 훅스트라라는 2005년 출생의 아기이다. 선천적으로 마이오스타틴 결핍 희소병으로 인해 근육질이 된 것이다. 지금은 아이스하키선수로 지낸다고 한다. 희소병이지만 다행히 다른 문제는 없다고 한다.

그러나 위험성을 배제할 수 없다. 이전 AAS와 hGH에서 다루었던 부작용 발생 기전을 생각해보면 쉽게 알 수 있다.

[그림 2-36]은 마이오스타틴이 세포 주기 진행을 조절함으로써 심근세포 증식과 분화를 억제할 수 있다는 논문이다.

[그림 2-37]은 마이오스타틴이 CDK2(Cyclin Dependent Kinase)의 감소 및 p21 증가로 G1 → S기 전환을 막는다는 것을 증명한 논문이다.

요점은 두 논문 모두 마이오스타틴이 세포 성장 주기에 관여한다는 것을 긍정하는 것

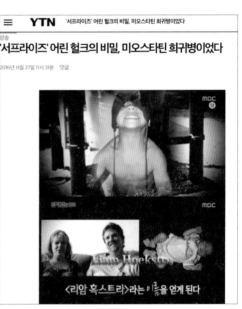

[그림 2-35] (출처: YTN)

Myostatin, a transforming growth factor-beta superfamily member, is expressed in heart muscle and is upregulated in cardiomyocytes after infarct

M Sharma [1], R Kambadur, K G Matthews, W G Somers, G-P Devlin, J V Conaglen, P J Fowke, J J Bass

Affiliations + expand
PMID: 10362012   DOI: 10.1002/(SICI)1097-4652(199907)180:1<1::AID-JCP1>3.0.CO;2-V

Abstract

Myostatin is a secreted growth and differentiating factor (GDF-8) that belongs to the transforming growth factor-beta (TGF-beta) superfamily. Targeted disruption of the myostatin gene in mice and a mutation in the third exon of the myostatin gene in double-muscled Belgian Blue cattle breed result in skeletal muscle hyperplasia. Hence, myostatin has been shown to be involved in the regulation of skeletal muscle mass in both mice and cattle. Previous published reports utilizing Northern hybridization had shown that myostatin expression was seen exclusively in skeletal muscle. A significantly lower level of myostatin mRNA was also reported in adipose tissue. Using a sensitive reverse transcription-polymerase chain reaction (RT-PCR) technique and Western blotting with anti-myostatin antibodies, we show that myostatin mRNA and protein are not restricted to skeletal muscle. We also show that myostatin expression is detected in the muscle of both fetal and adult hearts. Sequence analysis reveals that the Belgian Blue heart myostatin cDNA sequence contains an 11 nucleotide deletion in the third exon that causes a frameshift that eliminates virtually all of the mature, active region of the protein. Anti-myostatin immunostaining on heart sections also demonstrates that myostatin protein is localized in Purkinje fibers and cardiomyocytes in heart tissue. Furthermore, following myocardial infarction, myostatin expression is upregulated in the cardiomyocytes surrounding the infarct area. Given that myostatin is expressed in fetal and adult hearts and that myostatin expression is upregulated in cardiomyocytes after the infarction, myostatin could play an important role in cardiac development and physiology.

[그림 2-36] (출처: PubMed)

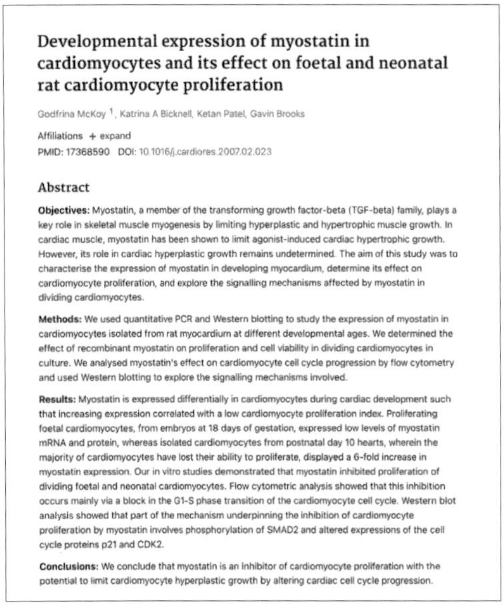

Developmental expression of myostatin in cardiomyocytes and its effect on foetal and neonatal rat cardiomyocyte proliferation

Godfrina McKoy [1], Katrina A Bicknell, Ketan Patel, Gavin Brooks

Affiliations + expand

PMID: 17368590   DOI: 10.1016/j.cardiores.2007.02.023

Abstract

Objectives: Myostatin, a member of the transforming growth factor-beta (TGF-beta) family, plays a key role in skeletal muscle myogenesis by limiting hyperplastic and hypertrophic muscle growth. In cardiac muscle, myostatin has been shown to limit agonist-induced cardiac hypertrophic growth. However, its role in cardiac hyperplastic growth remains undetermined. The aim of this study was to characterise the expression of myostatin in developing myocardium, determine its effect on cardiomyocyte proliferation, and explore the signalling mechanisms affected by myostatin in dividing cardiomyocytes.

Methods: We used quantitative PCR and Western blotting to study the expression of myostatin in cardiomyocytes isolated from rat myocardium at different developmental ages. We determined the effect of recombinant myostatin on proliferation and cell viability in dividing cardiomyocytes in culture. We analysed myostatin's effect on cardiomyocyte cell cycle progression by flow cytometry and used Western blotting to explore the signalling mechanisms involved.

Results: Myostatin is expressed differentially in cardiomyocytes during cardiac development such that increasing expression correlated with a low cardiomyocyte proliferation index. Proliferating foetal cardiomyocytes, from embryos at 18 days of gestation, expressed low levels of myostatin mRNA and protein, whereas isolated cardiomyocytes from postnatal day 10 hearts, wherein the majority of cardiomyocytes have lost their ability to proliferate, displayed a 6-fold increase in myostatin expression. Our in vitro studies demonstrated that myostatin inhibited proliferation of dividing foetal and neonatal cardiomyocytes. Flow cytometric analysis showed that this inhibition occurs mainly via a block in the G1-S phase transition of the cardiomyocyte cell cycle. Western blot analysis showed that part of the mechanism underpinning the inhibition of cardiomyocyte proliferation by myostatin involves phosphorylation of SMAD2 and altered expressions of the cell cycle proteins p21 and CDK2.

Conclusions: We conclude that myostatin is an inhibitor of cardiomyocyte proliferation with the potential to limit cardiomyocyte hyperplastic growth by altering cardiac cell cycle progression.

[그림 2-37] (출처: PubMed)

이다. 심근 등의 불수의근까지 키우게 되면 위험해질 수도 있다. 힘줄이나 인대는 오히려 그 유연성을 잃어서 힘을 못 쓰는 경우도 있다. 과유불급, 적당한 것이 중요하다.

우리 인간의 인체는 오랜 진화의 산물이다. 우연인 듯하지만 다 존재의 의의가 있다. 운동능력을 위해선 당연히 근육이 필수적이지만 에너지원으로서의 효율은 지방을 축적하는 게 훨씬 생존에 유리하다. 근육만 있으면 에너지만 소비하고 에너지원으로써는 비효율적이므로 마이오스타틴 같은 마이오카인이 생긴 것이다.

마이오스타틴은 사람마다 태생적으로 각각 다르게 정해져 있다. 후천적으로 발현을 감소시키는 방법은 바로 저항운동, 즉 웨이트 트레이닝이다. 건강한 신체를 유지하며 근육을 발달시키기 위해서는 꾸준한 운동과 식이요법, 충분한 휴식과 숙면을 취해야 한다. 이를 통해 체내의 마이오스타틴을 자연스럽게 억제하여 몸을 관리하는 것이 이상적이다. 결국 정도(正道)를 추구하는 것이 제일 빠른 길이란 소리다.

12주간 지속해서 저항운동을 할 때, 저항운동을 하지 않은 집단보다 마이오스타틴의 발현이 감소한 것을 관측한 바 있다. 또한 상대적으로 무거운 무게로 운동을 진행했을 때 더 많이 감소한다는 것을 밝힌 연구 결과도 있다. 그런 맥락으로 보디빌더들의 마이오스타틴 양이 일반인들보다 대체로 낮다고 한다.

근육을 효과적으로 늘리기 위해서는 마이오스타틴 억제제와 같은 약물에 의존해선 안 된다. 후천적으로 운동을 통해 신체가 마이오스타틴을 스스로 억제하도록 해야 한다. 만약 몸이 병원균에 감염될 경우, 마이오스타틴이 생성되면서 근육 성장을 제한하게 된다. 살기 위해 면역반응을 우선시해서 벌어지는 우리 몸의 지혜다.

그러므로 건강한 신체를 유지하며 근육을 발달시키기 위해서는 꾸준한 운동과 식이요법, 충분한 휴식과 숙면을 해야 한다. 그러면 체내의 마이오스타틴을 자연스럽게 억제하여 몸을 관리하게 된다. 스쿼트 한 개라도 더 하는 것이 정답임을 다시금 기억하자.

7. S5 이뇨제 및 은폐제, 부기 빠지는 약이 도핑금지약물?

S5 금지약물, 이뇨제 및 은폐제로 심부전이나 고혈압 등에 사용하는 약물들이다.

Desmopressin 성분으로 '데소닉스', '듀레신', '미니린' 등이 있다.

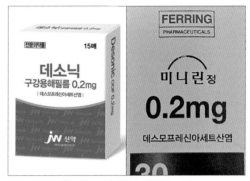

[그림 2-38] (출처: 약학정보원)

Acetazolamide 성분으로 '다이아막스', Furosemide 성분으로 '라식스'

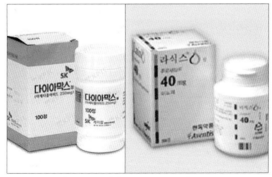

[그림 2-39] (출처: 약학정보원)

Indapamide 성분으로 '후루덱스', Spironolactone 성분으로 '알닥톤'

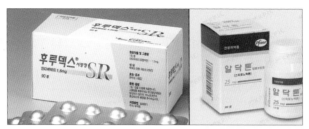

[그림 2-40] (출처: 약학정보원)

Thiazide계열 Hydrochlorothiazide 성분으로 '다이크로짇'이 있다. 오타가 아닌 원래 상품

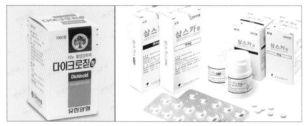

[그림 2-41] (출처: 약학정보원)

명이다. 이외에도 Torsemide 성분의 토렘 등의 약물들, 그리고 Tolvaptan 성분의 '삼스카'
가 있다.

[그림 2-42]의 기사에서 메이저리거 로빈슨 카노와 아약스의 축구선수 안드레 오나나
의 도핑위반에 관해 나온다. 도핑위반 약물로 푸로세마이드, 루프성 이뇨제의 일종이 검
출되었다.

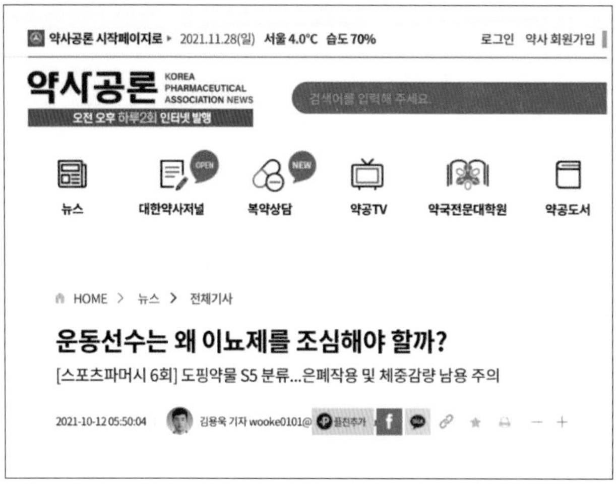

[그림 2-43]은 [그림 2-42]의 기사의 메인 도표이다.

KADA에서는 2014~2019년간 실시한 도핑검사결과를 국회에 제출했다. 동화작용제 다음으로 많은 노란색이 이뇨제 및 은폐제 적발이다. 23건으로 적지 않은 수를 차지한다.

[그림 2-42] (출처: 약사공론)

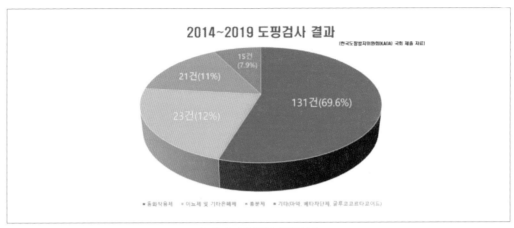

[그림 2-43] (출처: 약사공론)

왜 이렇게 많이 쓸까? 이뇨제는 과연 어떨 때 쓰는 약물일까? 메커니즘과 사용, 처방 가이드를 적은 논문을 [그림 2-44]에 같이 첨부한다.

빨간 사각형 박스가 푸로세마이드(Furosemide)이다. 이뇨제라고 하면 소변을 보게끔 하는 것이라고 단편적으로 생각할 수도 있다. 사실 이뇨 작용을 한다는 측면에서 명명만 그렇게 한 것이다. 실제로는 심부전, 부종, 고혈압 등에도 사용될 수 있다. 이뇨 작용은 곧 체내의 불필요한 수분의 배출을 촉진하고 체액량을 줄이는 것이기 때문이다.

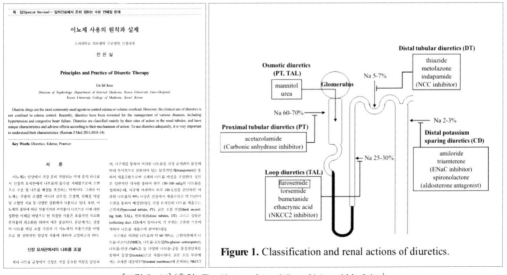

[그림 2-44] (출처: The Korean Association of Internal Medicine)

생소하지만 Acetazolamide(상품명: 다이아막스) 같은 경우엔 고산병이나 녹내장 치료에도 쓰인다. 명칭은 이뇨제지만 사용 용도는 다양하다. 이것이 체액량을 조절해 금지물질을 은폐시킬 수 있다. 군 생활할 때 들었던 은폐, 엄폐의 그 은폐가 맞다. 금지물질에 관하여는 PED(Performance-Enhancing Drugs)의 'Drugs(약물)'가 현재는 'Substances(물질)'로 바뀌어 PES(Performance-Enhancing Substances)로 바뀐 내용을 EPO를 다루며 언급했었다. 즉, 약물에서 물질로 도핑의 개념을 확장한 것이다.

금지약물 목록에 이뇨제가 따로 들어가 있는 이유는 크게 두 가지를 들 수 있다.

첫째로 PES를 은폐하게끔(Masking agent) 해서다. 위장, 은폐 약물에는 프로베네시드(요산배출을 증가시킴)와 같은 통풍치료제나 알부민 같은 혈장량을 늘리는 혈장 확장제 등도 포함된다. 소변을 많이 보게 해서 체내 약물 배출을 촉진시키거나 양을 늘려서 묽게 하여 농도를 낮추려는 것이다.

둘째로는 체중조절에 이용될 수 있어서이다. 체액량을 줄인다는 건 동시에 빠르게 체중을 줄이는 것을 의미한다. 그래서 체중조절이나 계체가 중요한 체급 종목 선수들이 이런 목적으로 이뇨제를 복용하곤 한다.

WADA에 따르면 Furosemide가 많은 이뇨제 중에 두 번째로 많이 검출된다고 한다.

왜 하필 Furosemide일까? 루프성 이뇨제 중에서 제일 효과가 좋기 때문이다. 복용 3시간 안에 2L 이상의 수분을 배출할 수 있으며 소변 배출량은 30배까지 늘릴 수 있다고 한다. 경구 투여의 경우엔 30분, 정맥 주사의 경우는 5분 안에 효과가 나타난다고 한다. 반감기는 30~60분 정도이며 이뇨 효과는 6~8시간 정도 지속된다.

일반적으론 이뇨제를 먹으면 탈수와 함께 체력을 저하하기 때문에 선수들이 임의로 복용하진 않는다. 또한 이뇨제 특성상 수분을 체외로 배출할 때 Na 과 K(소듐과 포타슘, 혹은 나트륨과 칼륨) 등의 전해질을 함께 배출하게 된다. 그래서 이뇨제 오남용 시에는 탈수 정도가 아니라 부정맥 걱정을 해야 할 수도 있다. 탈수, 전해질 불균형, 신장 및 심장 독성, 저혈압, 혈전 등의 부작용이 있을 수 있다. 그래서 도핑 적발 시 대부분 은폐제의 목적으로 복용한 것으로 간주한다.

Furosemide 및 그 대사물질은 복용 후 최대 67시간 후까지 소변에서 검출된다. 체내 잔류 시간이 3일이 채 안 되는 편리함 때문에 도핑 적발을 눈치챈 선수가 검사 전 락커룸에서 복용하는 것으로 유명하다.

만약 이뇨제 사용이 꼭 필요한 질환이 있다면 치료목적사용면책(TUE)을 신청해야 한다. 이에 관해선 뒤에서 질환별로 다뤄보겠다. 치료 때문에 복용하는 것을 미리 밝히고 경기와 상관없다는 것을 증명하기 위함이다.

왜 이뇨제가 상시금지물질로 도핑금지약물 지정이 되었는지 의미를 설명하였다. 약사는 약리적 기전의 이해를 통해 그 약의 사용법의 본질적 의미를 알 필요가 있다. 환자에게 쉽게 풀어 설명하는 것은 전문가의 몫이다.

Chapter 2
경기기간 중 금지물질 S6~S9

1. S6 비특정·특정 흥분제, 감기약도 주의하라

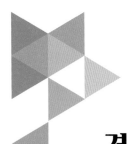

[그림 2-45] (출처: 약학정보원)

※비특정 흥분제중 기면증 치료제로 사용되는 Modafinil성분의 프로비질 정. 펜터민, 펜디메트라진은 다이어트약으로 쓰이는 동일성분의 다른 회사 약들이 너무 많아서 모든 약의 상품명 기재와 사진은 생략

S6 계열 약물들은 흥분제로 아나필락시스, ADHD, 감기 및 독감 증상에 사용하는 약물들이다.

암페타민, 모다피닐, 펜터민(디에타민, 휴터민, 웰트민, 레디펜 등), 펜디메트라진(펜타씬, 페티노, 푸링, 펜디라 등) 성분 등의 비특정 흥분제와 에페드린, 에피네프린, 메틸페니데이트, 슈도에페드린,

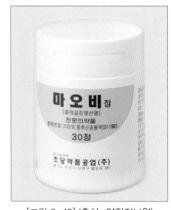

[그림 2-46] (출처: 약학정보원)

※특정 흥분제중 항파킨슨제로 사용되는 Selegiline 성분의 마오비정. 특정 흥분제는 감기약 및 여러 가지로 동일 성분을 사용한 여러 회사의 상품들이 많으므로 모든 상품명의 기재와 사진은 생략

셀레질린(마오비) 등의 특정 흥분제로 나뉜다.

감기약도 주의해야 한다며 도핑 괴담의 주인공으로 꼽는 슈도에페드린 역시 흥분제에 속한다. 코막힘 개선을 위한 슈도에페드린 성분은 OTC로 복용 가능한 S6 계열의 대표주자격이다.

에페드린이 들어있는 경우도 있는데, 이것 역시도 슈도에페드린만큼이나 다빈도로 사용된다. 슈도에페드린은 에페드린의 부분입체이성질체[Diastereo(iso)mer]이다. -OH기의 위치만 다르다.

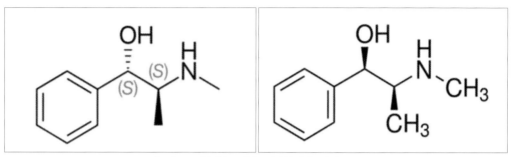

[그림 2-47] (좌)슈도에페드린, (우)에페드린의 구조

위의 '-OH'기를 '-H'로 바꾸면 Methamphetamine이 된다. 메스암페타민, 우리에겐 히로뽕 즉 필로폰으로 더 잘 알려진 약물이다. 질소에 붙어있는 메틸기(-CH3)를 수소(H)로 바꾸면 바로 암페타민이 된다. 이런 화학적 구조의 유사성 때문에 슈도에페드린을 '빈자의 암페타민'이라고 부르기도 한다. 실제로 감기약을 대량으로 사서 임페타민을 제조하는 사례도 있었다.

흥분제계열 약물은 교감신경을 흥분시키는 작용을 하여 운동능력을 올리는 작용을 한다. 강도나 맹수에 쫓기는 상황을 연상하면 이해하기 쉽다. 빠르게 잘 도망가기 위해서 인체는 교감신경을 흥분시켜 심장이 피부나 위장관으로 가는 혈류를 줄인다. 달리고 뛰어오르는 데 필요한 팔다리의 근육에는 많은 혈액을 보내게끔 한다. 그러면 소화 기능은 떨어지고 운동능력이 증가하게 된다.

슈도에페드린은 비충혈제거제라고 한다. 코점막으로 가는 혈관에 있는 알파 수용체에 작용을 차단하여 콧물과 코막힘을 제거하기 때문이다. 에페드린은 생약인 마황의 대표성분이다. 마황은 후에 생약제제를 다루며 다시 이야기하겠다.

에페드린은 교감신경흥분제로 기초대사량을 올려 지방 연소를 촉진하기도 한다. 그래서 다이어트용 체중감량제로 쓰이기도 한다. 그러나 에페드린에는 혈압을 상승시키는 부작용이 있어 코감기 증상을 개선하는 데에는 주로 슈도에페드린을 사용하게 된다. 물론 정량 이상을 사용하면 위험하기는 마찬가지다.

그래서 코감기약뿐만 아니라 코감기 증상을 개선하는 종합감기약에서도 어렵지 않게 둘 중 하나의 성분을 찾아볼 수 있다. 유명한 종합감기약에는 전부 다 들어가 있다고 생각해도 무방하다. 감기약을 먹고 눈이 아프고 두통, 구토, 시력 저하, 출혈 등이 동반되는 경우가 있다. 이 경우 안압이 올라가는 것을 주의해야 한다.

페닐에프린이나 슈도에페드린 복합 등 약물의 오남용으로 눈이 아프거나 머리가 아프다며 오는 환자도 의외로 많다. 투약에 대한 보건의료인의 주의가 다시금 요구된다. 오남용을 막기 위해서 약국에서의 약력 관리가 중요한 이유다.

2. 강남을 지배했던 공부 잘하는 약, 애더럴

세간을 떠들썩하게 했던 특정 연예인의 암페타민 밀반입 이슈가 있었다. 엄밀히 말하면 순수 암페타민이 아니라 애더럴을 반입하려 했던 것이라 좀 차이가 있긴 하다. 애더럴은 강남의 공부 잘하는 아이들만 먹는 약이라고 암암리에 사용되었던 적도 있었다.

사실 순수한 암페타민이란 'D/L 이성질체(Dextro/Levo)' 중에서 'D-amphetamine'을 말한다. 이는 강한 항정신성 효과로 오락성 남용이 우려되는 물질이다. 애더럴은 D:L의 비율을 3:1로 하며 은은하게 방출되는 치료용으로 만든 약이다. '마약류' 중에서도 '마약'이 아닌 '비마약성 향정류'로 분류된다.

소위 "뽕 맞았다~"하고 노는 약이 아니다. ADD 나 ADHD 치료제로 주의력 결핍증을 치료하는 약인 것이다. DNRI(도파민-노르에피네프린 Reuptake Inhibitor)계열 약물이면서 도파민 분비 촉진제이다. 메틸페니데이트와는 도파민 분비촉진 효과의 유무만 다르다.

우리나라에서는 암페타민 계열 약물의 처방 자체가 불법이다. 하지만 사용요구가 늘고 있다. 중증 ADHD 환자의 경우엔 도파민 분비량 자체가 너무 적어 메틸페니데이트의 효과가 작기 때문이다. 그래서 일부 중증 환자분들은 애더럴 같은 약물의 허가를 고대하고 있다고 한다. 극단적으로는 밀반입을 시도하는 경우도 있다. 이들은 소위 '약쟁이'로 오해받는 것을 혐오하고 상황이 어쩔 수 없는 것이라고들 말한다. 어떻게 보면 안타까운 현실이다. Atomoxetine 같은 대체재가 있긴 하나 효과는 매우 약하다. 암페타민뿐 아니라 마약류(정확히는 향정신성 의약품)로 분류된 약물의 사용을 통제하는 이유는 뭘까? 암페타민, 코카인, 에페드린 같은 물질을 Central Nervous System Stimulants(중추신경 흥분제, 이하 CNS Stimulants)라고 한다. Mild하게는 Caffeine도 CNS Stimulants에 해당한다. 이들의 효과에 대해서 알아보자.

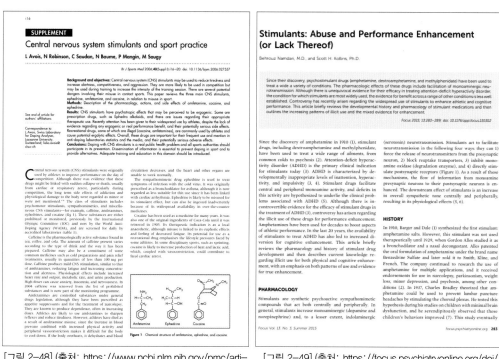

[그림 2-48] (출처: https://www.ncbi.nlm.nih.gov/pmc/articles/PMC2657493/pdf/i16.pdf)

[그림 2-49] (출처: https://focus.psychiatryonline.org/doi/pdf/10.1176/appi.focus.130302)

먼저 CNS Stimulants 들이 Sports Performance 향상에 관여한다는 [그림 2-48], [그림 2-49]의 논문을 소개한다. Amphetamine이 Duration 향상에 이바지한다는 [그림 2-50]의 논문도 있다. VO$_2$ max 측정량을 토대로 평가한 것으로 보인다.

위 논문들에는 CNS Stimulants의 운동능력 향상뿐 아니라 부작용들에 대해서도 나온다. 애더럴의 경우 주의집중 효과가 있어 흔히 '경주마가 된다'라고 표현한다. 시야가 좁아지고

Abstract   Go to: ⊡

Amphetamine (Amp) increases exercise duration. It is thought to do so by masking fatigue, but there have been very few studies looking at the effect of amphetamine on maximal oxygen consumption (VO_{2MAX}) and running economy. Furthermore, it is unknown if amphetamine's effect on exercise duration occurs in a warm environment. We conducted separate experiments in male Sprague-Dawley rats testing the effect of amphetamine on VO_{2MAX} (n = 12), running economy (n = 12), and exercise duration (n = 24) in a warm environment. For VO_{2MAX} and running economy, rats were randomized to either amphetamine at 1 mg/kg (Amp-1) or 2 mg/kg (Amp-2). Animals served as their own controls in a crossover design with the administration order counter-balanced. To study the effect of amphetamine on exercise duration, we conducted run-to-exhaustion treadmill testing on rats in a 32°C environment following administration of Amp-1, Amp-2, or Saline. Compared to control, Amp-2 increased VO_{2MAX} (by 861 ± 184 ml/kg/hr, p = 0.005) and the time to VO_{2MAX} (by 2.5 ± 0.8 min, p = 0.03). Amp-1 had no effect on VO_{2MAX} but increased the time to VO_{2MAX} (by 1.7 ± 0.5 min, p = 0.03). Neither dose improved running economy. In the warm, only rats in the Amp-1 group (+9.4 min, p = 0.02) had an increased time to exhaustion. Compared to control (41.6 ± 0.3°C), both amphetamine doses had higher temperatures at exhaustion: Amp-1 (42.0 ± 0.2°C) and Amp-2 (42.1 ± 0.2°C). Our results suggest that ergogenic effect of amphetamine occurs by masking fatigue but this effect may be offset in the warm with higher doses.

Keywords: amphetamine, exhaustion, exertional heat stroke, running economy, VO_{2Max}

[그림 2-50] (출처: https://www.ncbi.nlm.nih.gov/pmc/arti-cles/PMC5001490/)

골인 지점만 향하게 되는 것이다. 옆을 볼 수 없게 되어 수렴적 사고 증가에는 도움을 주나 창의성과 관련한 발산적 사고 증가에는 도움이 되지 않는다고 한다. 마냥 공부만 잘하게끔 하는 약이 아니다.

ADHD 장애를 갖고 있으신 분들이 오히려 창의성은 더 뛰어났다고 한다. 대표적으로 상대성이론을 제창한 위대한 과학자인 아인슈타인이 있다. 오히려 Stimulants는 이런 점에서는 공부를 못하게끔 하는 약이다. 또한 계속해서 사용하면 이 역시 문제가 생길 수 있다. 강력한 비충혈제거 효과로 인해 오남용할 때 코점막 혈관이 망가져 후각을 상실하기도 한다. 그래서 필로폰이나 코카인 등의 약물 중독 환자들의 코는 만신창이가 되어 있거나 심지어는 뚫려서 연결되어 있기도 하다. 그 밖에도 혈압상승, 두통, 진전, 불안, 불면 등 심하면 심혈관계 부작용으로 인해 사망에까지 이를 수 있다.

> **"ADHD 치료제는 풀려있는 나사를 조이는 것과 같아서**
> **나사가 타이트하게 조여지게끔 도움을 주나**
> **이미 꽉 맞아 있는 나사를 조이려 들면 나사가 망가진다"**

ADHD 치료제와 관련한 아주 유명한 격언이다. '도파민, 세로토닌, 노르에피네프린 밸런스'를 빗대어 표현한 훌륭한 비유법이기에 유명해진 듯하다.

학습뿐만 아니라 체육계, 심지어 E-sports계에서도 애더럴을 상습적으로 복용한다고 한다. ADHD 치료제라는 명목하에 TUE까지 신청하고 당당하게 복용하는 예도 있었다고 한다. 약물 오남용의 무서움은 직접 깨달을 때는 이미 너무 늦다. 그런 상황에까지 이르지 않도록 미연에 예방하는 것이 중요하다. 보건의료인으로서 역할의 중요성을 다시금 강조하는 것이다. 심각한 상황까지 가기 전에 예방하고 방지하는 노력이 더더욱 중요하다.

3. S7 마약과 S8 카나비노이드, 금단의 약물이자 진통제 그리고 대마

S7 계열 금지약물은 마약이다. 직관적으로 금지되는 것이 당연해 보인다. 하지만 다빈도로 사용하는 약물이기도 하다. 주로 마약성 진통제로 사용하고 있다. 좀처럼 조절되지 않는 중등도의 급/만성 통증에 사용한다.

Buprenorphine 성분으로 '노스판패치'제가 있다. 그 외 Morphine 제제로 '엠에스알'

Oxycodone 성분으로 '아이알코돈', '타진', '옥시콘틴' 등이 있다.

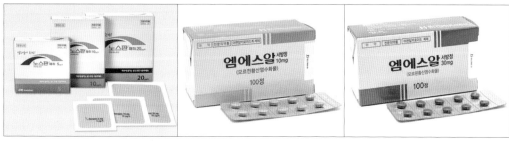

[그림 2-51] (출처: 약학정보원)

Fentanyl 성분으로는 '듀로제식패치', '액틱구강정' 등이 있다. 펜타닐 패치는 특히 최근에 문제가 불거져 나오는 마약 오남용의 대표적 사례로 유명하다.

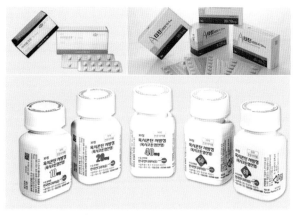

[그림 2-52] (출처: 약학정보원)

S8 카나비노이드는 흔히 대마, 즉 마리화나라고 하는 것들을 말한다. 국내에서는 마약류 관리에 관한 법률로 규제되어 있다. 앞에서 중추신경 흥분제 계열의 이야기를 덧붙이면서 마약류에 관해서 언급했다. 필로폰(메스암페타민)이나 암페타민류는 마약류에 속하지만, 엄밀히 말하면 마약은 아니다.

우리나라의 '마약류 관리에 관한 법률'을 첨부한다. 마약류는 마약, 향정신성 의약품 그리

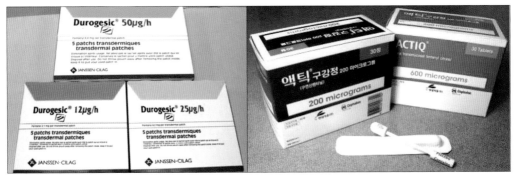

[그림 2-53] (출처: 약학정보원)

고 대마를 말한다. 대마는 대마초, TetraHydroCannabinol(THC) 등을 말한다. 다만 대마초의 씨, 뿌리, 성숙한 대마초의 줄기는 제외한다.

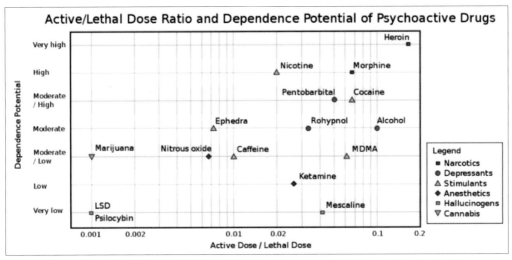

[표 2-2] 각 마약류의 의존성과 위험성을 나타낸 표, Drug Danger and Dependence (출처: 위키미디어)

1) '마약'이란?

- 양귀비

- 아편(단, 의약품으로 가공한 것은 제외한다.)

- 코카 잎(단, 엑고닌이나 코카인 같은 알칼로이드 성분이 모두 제거된 잎은 제외)

- 양귀비, 아편 또는 코카 잎에서 추출되는 화학 물질 중에 대통령령으로 지정된 것들

- 그 밖에 위의 것들과 비슷하게 남용되거나 해독 작용을 일으킬 우려가 있는 화학적 합

성품으로서 대통령령으로 지정된 것들

- 위의 것들이 함유된 혼합물 전부(다만 몇몇 혼합물들은 '한외마약'이라고 해서 보건복지부령으로 제외되어 있다)
  - 양귀비 및 아편 알칼로이드계 마약: 아편, 모르핀, 헤로인, 코데인, 파파베린, 노스카핀
  - 코카 알칼로이드계 마약: 코카인, 에크고닌
  - 합성마약: 메타돈, 펜타닐, 카펜타닐, 옥시코돈, 하이드로모르폰, 플래카
  - 균사체: 리서직산(LSD, LSA), 실로코빈, 실로사이빈(환각 버섯류)

마약의 종류

분류	종류	약리 작용	투여 방법	남용 효과	작용 시간
천연마약	아편, 모르핀, 헤로인	중추신경 억제	경구, 주사	도취감, 신체 조정력 상실, 간염, 사망	3~6
	코카인	중추신경 흥분	주사, 코 흡입	도취감, 신체 조정력 상실, 간염, 사망	3~6
합성마약	메사돈	중추신경 억제	경구, 주사	아편과 동일	12~14
	염산 페치딘	중추신경 억제	주사	아편과 동일	3~6
향정신성물질	필로폰(메스암페타민)	중추신경 흥분	경구, 주사, 코흡입	환시, 환청, 의처증, 사망	12~34
	바르비탈류	중추신경 억제	경구, 주사	취한 행동, 뇌 손상, 호흡기 장애, 감각상실 등	1~6
	벤조디아제핀류	중추신경 억제	경구, 주사	취한 행동, 뇌 손상, 호흡기 장애, 감각상실 등	4~8
	LSD	중추신경 흥분, 억제	경구, 주사	환각, 예측불허행위	8~12
	메스칼린	중추신경 흥분, 억제	경구, 주사	환각	8~12
대마	대마	중추신경 흥분, 억제	경구, 흡연	도취감, 약한 환각	2~4
흡입제	본드, 가스	중추 억제	경구, 흡연	도취감, 약한 환각	2~4

[표 2-3] (출처: 매일경제)

2) '향정신성 의약품'이란?

- 인간의 중추신경계에 작용하며
- 오용하거나 남용하면 인체에 심각한 위해가 있다고 인정되는 것

① 오용하거나 남용할 우려가 심하고 의료용으로 쓰이지 아니하며 안전성이 결여되어 있는 것으로서 이를 오용하거나 남용할 때 심한 신체적 또는 정신적 의존성을 일으키는 약물 또는 이를 함유하는 물질

② 오용하거나 남용할 우려가 심하고 매우 제한된 의료용으로만 쓰이는 것으로서 이를 오용하거나 남용할 때 심한 신체적 도는 정신적 의존성을 일으키는 약물 또는 이를 함유하는 물질

③ ①과 ②에 규정된 것보다 오용하거나 남용할 우려가 상대적으로 적고 의료용으로 쓰이는 것으로서 이를 오용하거나 남용하면 그리 심하지 아니한 신체적 의존성을 일으키거나 심한 정신적 의존성을 일으키는 약물 또는 이를 함유하는 물질

④ ③에 규정된 것보다 오용하거나 남용할 우려가 상대적으로 적고 의료용으로 쓰이는 것으로서 이를 오용하거나 남용할 때 다목에 규정된 것보다 신체적 도는 정신적 의존성을 일으킬 우려가 적은 약물 또는 이를 함유하는 물질

⑤ ①부터 ④까지에 열거된 것을 함유하는 혼합물질 또는 혼합제제. 다만, 다른 약물 또는 물질과 혼합되어 ①부터 ④까지에 열거된 것으로 다시 제조하거나 제재할 수 없고, 그것에 의하여 신체적 또는 정신적 의존성을 일으키지 아니하는 것으로서 총리령으로 정하는 것은 제외한다.

㉠ 의료용으로 안 쓰이는 일반적인 대중이 생각하는 마약 : 고메오, 크라톰, LSD

㉡ 메스암페타민(필로폰), 메틸페니데이트, 샐비어 디비노럼, 암페타민, 케타민, 펜사이클리딘(PCP), MDMA(엑스터시)

㉢ Barbiturates, BDZ : Barbital, 플루니트라제팜(로히프놀)

㉣ BDZ 등 안정제 수면제 마취제 등 : 까트의 주성분 카틴(Cathine), 대부분의 Benzodiazepine(BDZ), 프로포폴, 졸피뎀, 덱스트로메토르판, 펜터민

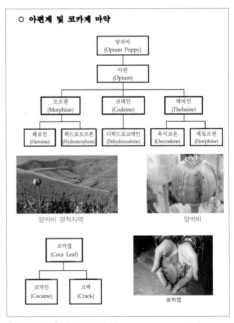

[그림 2-54] (출처: http://www.customs.go.kr/download/drug/drug_file2.pdf)

3) 마약류의 종류

[그림2-54]의 출처에 접속하면 마약류를 목록

별로 계열과 사진을 볼 수 있다. 마약류의 분류, 각각의 특성과 작용을 이해하기 쉬울 것이다.

그림을 살펴보면, 암페타민은 마약류의 향정신성 의약품으로 분류되는 것을 알 수 있다. 향정신성 의약품은 크게 각성제, 진정제, 환각제의 3가지로 분류로 나뉜다. 암페타민은 각성제에 해당하여 CNS Stimulants에 대한 이야기와 함께 다루었다. 암페타민 등 중추신경 흥분제 이야기를 시작했으니 소위 흥분제 계열의 끝판왕인 코카인에 관해서 이야기해보고자 한다.

[그림 2-56]은 마약 복용 시의 생체 내 현상을 나타낸 모식도이다. 마약류가 뉴런의 신경전달물질인 도파민의 재흡수를 막아 효과를 나타내

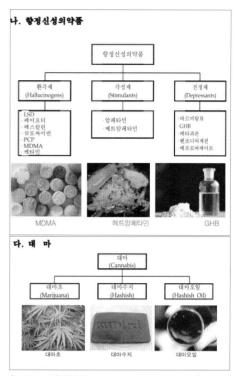

[그림 2-55] (출처: http://www.customs.go.kr/download/drug/drug_file2.pdf)

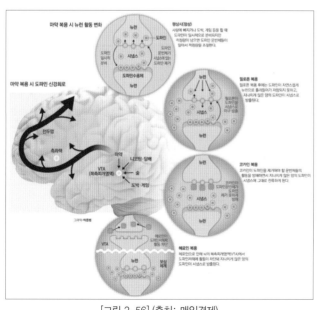

[그림 2-56] (출처: 매일경제)

는 것을 약물별로 나타냈다.

암페타민은 DNRI이면서 도파민 작용제다. 하지만 코카인은 SNDRI라는 삼중 재흡수 억제제(TRI)다. '세로토닌-노르에피네프린-도파민' 재흡수를 모두 억제하니 신경전달물질의 수치를 늘려 극단적인 신경 자극제로 작용하게 된다.

구조를 살펴보면 의자 모양이다. 페닐기 등을 보면 지용성과

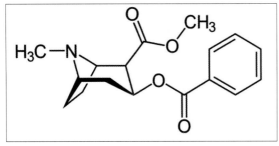

[그림 2-57] Cocaine 의 구조

o=c-o기 수용성이 있음을 알 수 있다. 지용성이 있으니 BBB라는 뇌혈관 장벽을 통과한다. 또한 수용성이라 말초, 중추 전부에 작용하고 빨리 대사된다. 실제로 짧은 반감기를 가지며 흥분 작용을 빠르게 일으켜 순식간에 사라진다. 삼중 재흡수 억제 효과로 보상 시스템을 파괴하기에 악명 높은 마약으로 여겨진다.

약효가 있는 동안 도파민 활성을 크게 증가시켜 쾌감, 집중력, 창의성과 의욕을 극도로 솟아나게 한다. 반사신경을 예민하게 하고 좀 더 과감하게 공격할 수 있게끔 격투기 선수들이 각성제 용도로 사용했다가 적발되는 경우가 많다. 물론 다른 스포츠에서도 다빈도로 사용되었다. 몇몇 선수들은 코카잎을 씹거나 차로 마시기도 했다고 한다. 유명인 중에서는 마라도나가 코카인 양성판정으로 15개월 출장 정지 징계를 받은 게 유명하다. 코카인은 흥분제로써 황홀감을 유발하고 수면 욕구를 줄인다. 또 식욕이 감소하며 피로를 덜 느끼게 된다. 고대 잉카제국의 짐꾼들은 코카잎을 씹으며 안데스산맥을 타고 다녔다고 한다.

[그림 2-58]의 애니메이션은 키위새가 골든 너깃(마약을 비유)을 맛보고 망가져 가는 과정을 그리고 있다. 마약 중독의 경각심을 불러일으키는 대표적 예

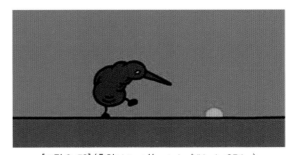

[그림 2-58] (출처: https://youtu.be/HUngLgGRJpo)

시다. 유튜브에서 '마약중독의 위험성' 애니메이션을 검색하면 바로 확인이 가능하다.

코카인은 이 계열의 끝판왕이라고 언급한 만큼 효과도 매우 강력하다.

만성 코카인 남용은 도파민 수용기의 약 20%의 상실을 초래한다. 무엇을 해도 즐거움을 느끼지 못하고 더욱더 코카인을 갈망하게 된다. 정상적인 삶은 망가지고 정상을 유지하기

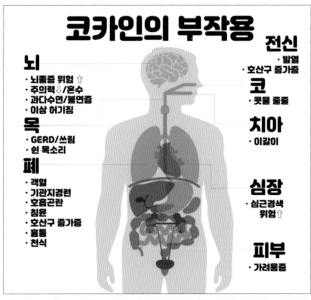

[그림 2-59] 코카인은 중추신경흥분제이면서 마약이기에 당연히 도핑금지 약물이다.

위해 약을 필요로 하게 되는 것이다. 잠깐의 기쁨과 쾌감을 위해 평생의 기쁨을 잃어버리는, 슬픔밖에 못 느끼게 하는 무서운 약물이다.

코점막을 망가뜨리게 하는 작용에 대해서 앞서 언급한 바 있다. 계속 사용하다 보면 코뚜레가 되기도 한다. 더 심하면 입천장과 콧구멍 사이가 뚫려 연결되기도 한다. 그래서 외국에서는 화장실에 들어갈 때는 멀쩡했던 사람이 나오며 코피를 줄줄 흘리면 마약을 한 거 아닌가 하고 의심하는 경우도 종종 있다고 한다.

코카인은 이렇게나 부작용이 많다. 무엇보다 정말 사망할 수도 있다.

운동능력을 다소 상승시켜주지만 심근의 산소요구량 부하량을 계속 늘려 심근경색으로 죽을 수도 있는 것이다.

순간의 쾌락 혹은 도핑의 유혹 때문에 넘어갈 수도 있다. 하지만 선수들의 스포츠정신과 건강을 보호하기 위해서 다시금 스포츠약학의 지향점을 잊어선 안된다.

4. S9 글루코코르티코이드: 대포주사의 위험성

속칭 '대포주사'에 대해 이야기해볼까 한다. 예전부터 '부상 투혼'이라는 말로 선수를 혹사시키는 데 사용한 약물이다. 계열상 S9 금지약물에 속한다. S9 글루코코르티코이드류 약물은 알레르기, 아나필락시스, 천식, 염증성 장 질환 등에 사용하는 약물이다. 부신피질호르몬으로 항염 작용을 하는 약물들이다.

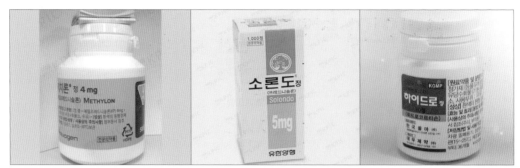

[그림 2-60] (출처: 약학정보원)

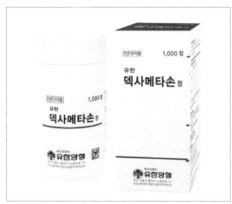

[그림 2-61] (출처: 약학정보원)

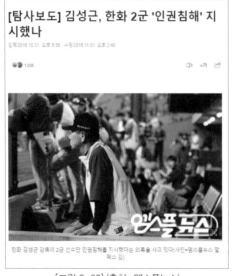

[탐사보도] 김성근, 한화 2군 '인권침해' 지시했나

한화 김성근 감독이 2군 선수단 인권침해를 지시한다는 의혹을 사고 있다(사진=엠스플뉴스 알렉스 김)

[그림 2-62] (출처: 엠스플뉴스)

Methylpredisolone 성분으로는 '메치론' 등이 있다. Predisolone 성분으로는 '소론도', Hydrocortisone 성분으로는 '하이드로', '하이로손'이 있다.

Dexamethasone 성분은 성분 그대로의 이름인 '덱사메타손'이 있다. 속칭 '대포주사'는 '데포메드롤(Depo-Medrol)'이라는 약의 주사제다. Methylprednisolone이 주성분이며 앞서 말했듯 Glucocorticoid의 일종이다. 원래는 근육주사로 내분비장애, 류마티스성 장애, 중증 피부질환, 호흡기질환, 알레르기질환 등 염증 억제 치료목적으로 사용한다.

이 대포주사를 햄스트링, 무릎, 어깨 등 관절에 통증을 호소하는 선수들이 부상 투혼이라는 핑계로 사용하였다. 그 결과 몸을 혹사하는 데 일조했다. 한 번 주사를 맞으면 금방 통증이 사라졌기 때문이었다.

과연 이게 근성을 강조하는 옛날만의 이야

기일까?

[그림 2-62]는 비교적 최근인 2016년 기사다. 아직도 '무통주사'라는 이름으로 암암리에 사용한다. 선수의 부상으로 인한 염증을 일시적으로 가라앉히기 위해 사용했다. 그러면 억지로 경기에 내보낼 수 있기 때문이었다. 그렇게 억지로 나갔다 오면 몸이 '대포'로 맞은 거같이 더 아프다고 '대포주사'라고 했던 것이 대포주사의 유래라고 한다.

글루코코르티코이드 역시 우리 체내에도 존재하는 호르몬의 일종이다. 포도당의 대사를 조절하고, 부신피질(Adrenal Cortex)에서 합성되며 스테로이드 구조이다. 그래서 'Gluco-corticoid(Glucose+Cortex+Steroid)'라고 이름 지어졌다. 당질코르티코이드라고도 한다. 글리코겐을 저장하거나 단백질과 지방에서 당을 만들도록 작용하는 등 당질대사에 관여한다.

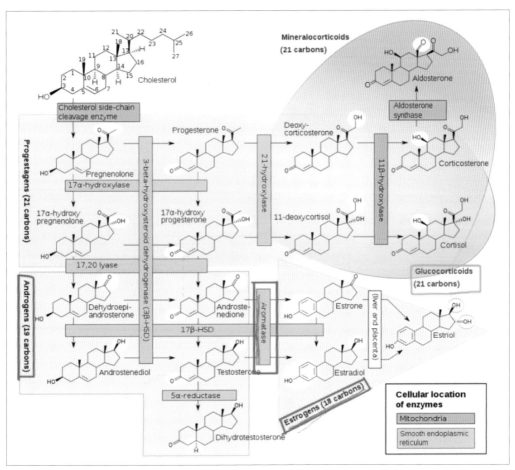

[그림 2-63] Steroidogenesis of steroid hormones (출처: 위키피디아)

CLINICAL
PAIN VOL. 1, NO. 2, 2002

당질코르티코이드와 통증 치료

을지대학교 의과대학 내분비내과

김 병 준

Glucocorticoid and Pain Treatment

Byung-Joon Kim

Division of Endocrinology, Department of Internal Medicine, Eulji
University School of Medicine, Nowon Eulji Medical Center,
Seoul, Korea

Glucocorticoids, which one of the steroid hormones secreted
from adrenal cortex, suppress inflammation induced by a var-
iety of immunologic, mechanical, chemical and infectious
stimuli through multiple interacting mechanisms. Effects are
seen on both immunomodulating proteins and inflammatory
related cells, including decreased inflammatory exudates, de-
creased production and efficacy of inflammatory mediators,
decreased recruitment of inflammatory cells to the site of
inflammation and decreased activation of inflammatory cells.
Use of glucocorticoid for pain control was first reported in
1953. Corticosteroids, which are used for local injections, de-
crease edema, fibrin deposition, capillary dilatation, local
migration of leukocytes, phagocytic activity, capillary prolifera-
tion, fibroblast proliferation, deposition of collagen, and cicatri-
zation. Main mechanism of pain relief by glucocorticoid was
decreased inflammatory reaction in pain site and suppressed
cytokines secretion from inflammatory related cells.
In this article, I review the action mechanism of glucocorticoid,
clinical data for local injection of glucocorticoid for treatment
of pain and further direction of this treatment. (J Korean
Assoc Pain Med 2002;1:63-69)

Key Words: Glucocorticoid, Pain control, Local injection

서 론

당질코르티코이드(glucocorticoid)는 부신피질에서 분비되
는 스테로이드 호르몬으로 당대사와 지질대사, 단백질대사
에 중요한 역할을 수행하며, 면역기능, 순환기능, 신기능에

접수일: 2002년 9월 3일, 게재승인일: 2002년 9월 18일
책임저자: 김병준, 서울시 노원구 하계 1동 280-1
우 139-711, 노원을지병원 내분비내과
Tel: 02-970-8563, Fax: 02-6280-7933
E-mail: kbj1123@eulji.or.kr

이르기까지 광범위한 조절기능을 지니며 스트레스 상황에
서는 기저 치의 10배까지도 분비가 증량되어 생명의 유지
와 보호에 중요한 역할을 수행한다. 면역체계의 조절작용
측면에서 당질코르티코이드는 면역반응과 염증성 변화를
억제하는 효과를 지니며, 이러한 작용은 에이코사노이드
(eicosanoid)와 당지질(glycolipid)의 합성을 억제하고 히스타
민과 면역에 관여하는 여러 사이토카인(cytokine)의 분비와
작용을 억제하여 혈관활성물질(vasoactive substance)을 감소
시키고 염증성 반응을 억제하는 효과를 나타낸다.

당질코르티코이드의 투여에 의한 통증의 감소효과는 주
로 국소적인 처치에 의해 발생되며, 관절강 내 주입 혹은
경막외 주입 등의 경로를 통하여 사용된다. 통증의 억제 기
전은 당질코르티코이드가 가지고 있는 항염증작용에 의해
염증부위의 부종이 감소하고 염증부위의 사이토카인 분비
와 프로스타글란딘의 합성을 억제하여 일어난다고 한다.
통증의 보조 치료재료서 국소 주입을 통한 당질코르티코이
드의 사용은 오랜 역사를 지니고 있으며 만성통증보다는
급성통증에 그 효과가 탁월한 것으로 되어 있다.

당질코르티코이드와 통증과의 관계를 알아보기 위하여
당질코르티코이드의 구조, 시상하부-뇌하수체-부신 축, 당
질코르티코이드의 약리작용에 대하여 알아보고, 통증치료
의 방법으로서 널리 사용되고 있는 경막외 주입에 대한 치
료 효과와 이에 따르는 부작용 등에 기술하려고 한다.

당질코르티코이드의 종류와 구조

당질코르티코이드는 스테로이드 호르몬으로 콜레스테롤
로부터 합성되어 21개의 탄소를 가진 구조를 가지고 있으
며, 체내에서 분비되는 코티솔(cortisol)과 하이드로코티손
(hydrocortisone) 그리고 여러 종류의 합성 호르몬인 프레드
니솔론(prednisolone)과 메칠프레드니솔론(MPD; methylpre-
dnisolone), 덱사메타손(dexamethasone) 등이 있다(Fig. 1). 11-
ketone을 가지는 당질코르티코이드인 코티손과 프레드니손
은 체내에서 불활성의 상태로 존재하며, 11-hydroxyl로 환원
되어 하이드로코티손이나 프레드니솔론이 되어 활성 상태
가 된다. 이러한 이유로 코티손이나 프레드니손 같은 간을
경유하여 활성화가 되어야 하는 당질코르티코이드는 전신
적인 치료에 주로 사용하게 되며, 체내 순환을 필요치 않

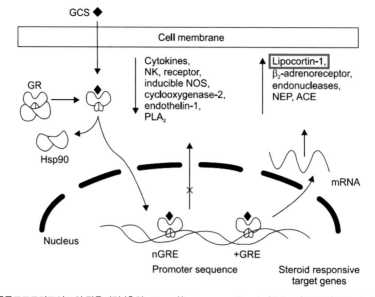

[그림 2-64] 글루코코르티코이드의 작용기전 (출처: https://kmbase.medric.or.kr/Fulltext/09489/2002-1-2/63-70.pdf)

하지만 위와 같이 염증 억제 효과로 가장 잘 알려져 있다.

여성호르몬 억제제를 설명하며 잠깐 언급했지만 스테로이드호르몬은 종류가 굉장히 많다. 스테로이드 구조를 가진 호르몬들은 모두 스테로이드호르몬이다. 하지만 사람들은 AAS(단백동화스테로이드)가 제일 유명하기에 스테로이드라고 하면 AAS인줄 안다.

부신피질호르몬인 글루코코르티코이드는 근육을 동화작용시키는 것이 아니라 오히려 이화작용 시킨다. 이것은 원래 항염증제로 사용되는 약물이다. 면역체계 내에서 Negative Feedback으로 조절되면서 면역 활동(염증 반응)을 낮춘다. 이런 기전으로 알레르기, 천식, 자가면역질환, 패혈증 같은 질환의 치료제로 사용된다.

[그림 2-64]에서 빨간 사각형의 Lipocortin이 류코트리엔과 프로스타글란딘 생성 등 아라키돈산 관련 염증 반응 체계를 모두 무력화시킨다. 그 결과 항염증 작용을 하게 된다. 대표적으로 '코르티솔'이 우리 몸에 있는 글루코코르티코이드에 해당한다.

[그림 2-65]의 글루코코르티코이드의 강도를 나타낸 표이다. 가독성이 좋아 첨부했다.

Glucocorticoid Therapy and Adrenal Suppression

Nicolas C Nicolaides, MD, PhD, Aikaterini N Pavlaki, MD, Maria Alexandra Maria Alexandra, MD, PhD, and George P Chrousos, MD, PhD, MACP, MACE, FRCP.

▸ Author Information

Last Update: October 19, 2016.

ABSTRACT

Go to: ⊙

Glucocorticoids are steroid hormones produced by the adrenal cortex. They have pleiotropic effects and contribute substantially to the maintenance of resting and stress-related homeostasis. Although the molecular mechanisms of their actions are not fully understood, most of glucocorticoid effects are mediated by a ubiquitously expressed transcription factor, the glucocorticoid receptor. The latter influences the transcription rate of several glucocorticoid-target genes or interact physically with other transcription factors regulating their transcriptional activity in a positive or negative fashion. We present the molecular mechanisms of glucocorticoid action, and we discuss glucocorticoid treatment in endocrine and non-endocrine disorders, the side effects of glucocorticoids, their concomitant use and interactions with other drugs, and the risk factors for adrenal suppression. We suggest regimens for weaning patients from long-term glucocorticoid therapy, describe the glucocorticoid withdrawal syndrome, and provide some future perspectives on glucocorticoid treatment. For complete coverage of all related areas of Endocrinology, please visit our on-line FREE web-text, WWW.ENDOTEXT.ORG.

INTRODUCTION

Go to: ⊙

Glucocorticoids are steroid hormones produced by the *zona fasciculata* of the adrenal cortex. These molecules are secreted into the peripheral blood under the control of the hypothalamic-pituitary-adrenal (HPA) axis in an ultradian, circadian and stress-related fashion (1). Glucocorticoids influence a myriad of physiologic functions contributing substantially to the maintenance of resting and stress-related homeostasis. At the cellular level, glucocorticoids regulate proliferation, differentiation and programmed cell death (apoptosis) of various cell types and may change the methylation status of cytosine-guanine dinucleotides (CpG) located in the regulatory regions of many genes, leading to important epigenetic alterations (1, 2).

Although glucocorticoids have been introduced in the treatment of rheumatoid arthritis since 1949, their molecular mechanisms of actions remain an evolving field of molecular and cellular endocrinology. Their anti-inflammatory and immunosuppressive effects are mediated mostly by their cognate receptor, the glucocorticoid receptor (GR), a transcription factor that belongs to the steroid receptor subfamily of the nuclear receptor superfamily (3). The therapeutic applications of synthetic glucocorticoids have been greatly broadened to encompass a large number of non-endocrine and endocrine diseases. Indeed, the prevalence of long-term glucocorticoid use worldwide is estimated at between 1% and 3% of adults (4).

When glucocorticoids are used at supraphysiologic doses, glucocorticoid-induced Hypothalamic-pituitary-adrenal (HPA) axis suppression renders the adrenal glands unable to generate sufficient cortisol if glucocorticoid treatment is abruptly stopped. In addition to adrenal suppression, a growing list of glucocorticoid adverse effects have been documented.

Glucocorticoid resistance has become another limitation in the therapeutic use of glucocorticoids. Our ever-increasing and deeper understanding of the molecular mechanisms of glucocorticoid actions might provide the basis for designing selective GR agonists that will optimize the therapeutic outcome, while minimizing undesired side effects.

Table 1:

Glucocorticoid Equivalencies ([11], [20], [21])

Glucocorticoids	Equivalent dose (mg)	Gluco-corticoid potency	HPA Suppression	Mineralo-corticoid potency	Plasma half-life (min)	Biologic half-life (h)
Short-acting						
Cortisol	20.0	1.0	1.0	1.0	90	8-12
Cortisone	25.0	0.8		0.8	80-118	8-12
Intermediate-acting						
Prednisone	5.0	4.0	4.0	0.3	60	18-36
Prednisolone	5.0	5.0		0.3	115-200	18-36
Triamcinolone	4.0	5.0	4.0	0	30	18-36
Methylprednisolone	4.0	5.0	4.0	0	180	18-36
Long-acting						
Dexamethasone	0.75	30	17	0	200	36-54
Betamethasone	0.6	25-40		0	300	36-54
Mineralocorticoids						
Fludrocortisone	2.0	10	12.0	250	200	18-36
Desoxycorticosterone acetate		0		20	70	

[그림 2-65] 글루코코르티코이드의 작용기전 (출처: https://www.ncbi.nlm.nih.gov/books/NBK279156/)

코르티솔과 메틸프레드니솔론(빨간 사각형)을 비교하면 강도 차이가 상당한 것을 확인할 수 있다.

후폭풍이 대포 같다고 해서 대포주사라 불렸다고 하니 부작용이 궁금할 것이다. 대표적인 부작용은 다음과 같다.

1) 글루코코르티코이드의 대표적인 부작용

- 면역결핍
- 증가한 포도당신생합성, 인슐린 저항성 및 내당능 장애로 인한 고혈당증(스테로이드 당뇨병; 당뇨병 환자에 주의)
- 피부 취약성 증가, 쉽게 멍듦
- 장내 칼슘 흡수 감소로 인한 부정적인 칼슘 균형

- 스테로이드 유발 골다공증: 골밀도 감소(골다공증, 골 괴사, 골절 위험도 증가, 골절 회복 지연)
- 내장 및 몸통 지방 축적 증가(중앙 비만) 및 식욕 자극으로 인한 체중 증가; 코르티코스테로이드 유발 지방이영양증 참조
- 장기간 또는 과도한 사용으로 인한 고코르티솔혈증(외인성 쿠싱 증후군이라고도 함)
- 기억력 장애 및 주의력 결핍
- 부신 기능 부전(장시간 사용하고 테이퍼 없이 갑자기 중단한 경우)
- 근육 및 힘줄 분해(단백질 분해), 약화, 근육량 감소 및 복구
- 말라 지방 패드의 확장 및 피부의 작은 혈관 확장
- 지방종증 내 경막 외 공간
- 중추신경계에 대한 흥분 효과(행복감, 정신병)
- 무배란, 월경불순
- 성장 장애, 사춘기 지연
- 증가한 혈장 아미노산, 증가한 요소 형성, 부정적인 질소 균형
- 안압 상승으로 인한 녹내장
- 백내장
- 국소 스테로이드 중독

도핑을 금지하는 건 치트를 쓰는 치사한 행위만 금지하고자 하는 게 아니다. '스포츠정신'을 지키고 '선수의 건강'을 지키기 위해서 금지하는 것이다. 힘은 지키는 데 쓰는 것이라는 말로 마무리해 본다.

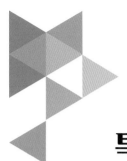

Chapter 3

특정 종목 사용금지물질 P1

1. P1 베타차단제, 긴장되는 자리에서 찾던 약

P1 계열은 특정 종목 금지약물로 분류되는 약물이다. P1 계열 베타차단제는 심부전이나 고혈압에 주로 사용된다. 혹은 오프라벨로 무대공포증 치료에 사용하기도 한다.

Atenolol 성분으로는 '테나롤', '테놀민', Bisoprolol 성분으로 '콩코르', Carvedilol 성분의 '딜

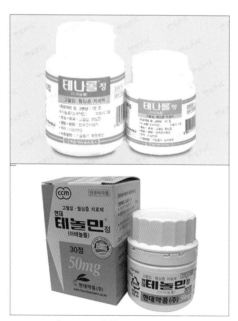

[그림 2-66] (출처: 약학정보원)

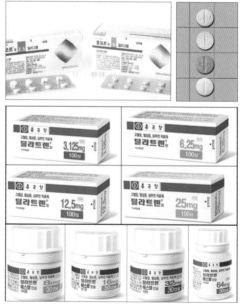

[그림 2-67] (출처: 약학정보원)

라트렌'이 있다. Nebivolol 성분으로는 '네비레트', '네비스톨'이 있다.

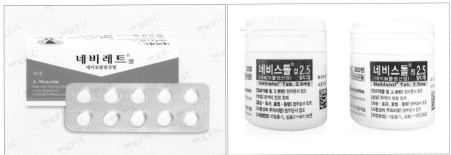

[그림 2-68] (출처: 약학정보원)

Propranolol 성분으로는 '테프라', '인데놀' 등이 있다.

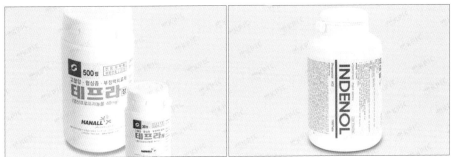

[그림 2-69] (출처: 약학정보원)

베타차단제 중에 제일 유명한 제제가 Propranolol이다. '인데놀', '인데랄'로 유명하다.

프로프라놀롤은 비선택적 베타차단제로서 베타-1 수용체와 베타-2 수용체를 동시에 차단한다. 베타차단제의 베타-1 차단 효과 때문에 심박수나 심근 수축력이 억제되어 심근의 산소요구량이 감소된다. 이에 따라 부정맥약으로 사용하기도 한다.

'손에 땀을 쥔다'는 표현이 있다. 긴장돼서 심장이 두근두근하고 실수할까 봐 조마조마하고 불안한 상황을 표현한 것이다. 모두 한 번쯤 겪어봤을 것이다. 그 증상을 수행 불안(Performance Anxiety)이라고 한다. 베타차단제는 그 수행 불안을 경감시켜준다. 그래서 몸의 움직임을 최소화하고 평정심을 유지하는 게 중요한 스포츠에서만 특별히 금지되었다.

메타분석 결과 불안장애에 BDZ(벤조디아제핀)류와 비슷한 진정 효과를 가지면서 습관성 부작용을 경감시킬 수 있기에 더 나은 점이 많다고 한다.

Propranolol for the treatment of anxiety disorders: Systematic review and meta-analysis

Serge A Steenen,[1] Arjen J van Wijk,[2] Geert JMG van der Heijden,[2] Roos van Westrhenen,[3] Jan de Lange,[1] and Ad de Jongh[2,4]

▸ Author information   ▸ Copyright and License information   Disclaimer

This article has been cited by other articles in PMC.

Abstract   Go to: ☑

The effects of propranolol in the treatment of anxiety disorders have not been systematically evaluated previously. The aim was to conduct a systematic review and meta-analysis of randomised controlled trials, addressing the efficacy of oral propranolol versus placebo or other medication as a treatment for alleviating either state or trait anxiety in patients suffering from anxiety disorders. Eight studies met the inclusion criteria. These studies concerned panic disorder with or without agoraphobia (four studies, total $n = 130$), specific phobia (two studies, total $n = 37$), social phobia (one study, $n = 16$), and posttraumatic stress disorder (PTSD) (one study, $n = 19$). Three out of four panic disorder trials qualified for pooled analyses. These meta-analyses found no statistically significant differences between the efficacy of propranolol and benzodiazepines regarding the short-term treatment of panic disorder with or without agoraphobia. Also, no evidence was found for effects of propranolol on PTSD symptom severity through inhibition of memory reconsolidation. In conclusion, the quality of evidence for the efficacy of propranolol at present is insufficient to support the routine use of propranolol in the treatment of any of the anxiety disorders.

Keywords: Propranolol, anxiety disorders, panic disorder, meta-analysis

[그림 2-70] (출처: https://www.ncbi.nlm.nih.gov/pmc/articles/PMC4724794/)

beta-Blockade used in precision sports: effect on pistol shooting performance

P Kruse, J Ladefoged, U Nielsen, P E Paulev, J P Sørensen

PMID: 2875053   DOI: 10.1152/jappl.1986.61.2.417

Abstract

In a double-blind cross-over study of 33 marksmen (standard pistol, 25 m) the adrenergic beta 1-receptor blocker, metoprolol, was compared to placebo. Metoprolol obviously improved the pistol shooting performance compared with placebo. Shooting improved by 13.4% of possible improvement (i.e., 600 points minus actual points obtained) as an average (SE = 4%, 2P less than 0.002). The most skilled athletes demonstrated the clearest metoprolol improvement. We found no correlation between the shooting improvement and changes in the cardiovascular variables (i.e., changes of heart rate and systolic blood pressure) and no correlation to the estimated maximum O2 uptake. The shooting improvement is an effect of metoprolol on hand tremor. Emotional increase of heart rate and systolic blood pressure seem to be a beta 1-receptor phenomenon.

[그림 2-71] (출처: https://www.ncbi.nlm.nih.gov/pmc/articles/PMC4724794/)

[그림 2-70]의 논문은 실제로 베타차단제를 복용하면 수행 불안을 감소시켜주는 연구 결과가 나온 논문이다. [그림 2-71]은 스웨덴에서 베타차단제 복용 후 사격선수들의 수행능력이 13.4% 향상되었다는 연구결과가 기재된 논문이다.

실제 사례로는 북한의 사격선수인 김정수 선수가 이 약물을 복용해 메달을 박탈당했던 일이 있다. 우리나라의 진종오 선수와 동시에 메달을 수상했던 선수이다.

베타차단제는 수행 불안 억제 효과를 바탕으로 스포츠도핑 외에 면접이나 무대공포증 등

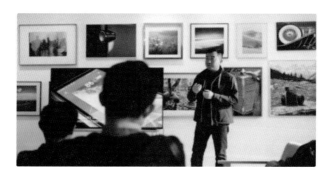

What is Propranolol? Propranolol for Anxiety & Other Conditions

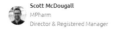

Scott McDougall
MPharm
Director & Registered Manager

Situational anxiety — sometimes known as performance anxiety, social anxiety or social phobia — is a common mental health condition that causes the sufferer to feel intense fear and dread of certain social situations, as well as distressing physical symptoms like a rapid heart rate or sweating. Using medicines such as Propranolol for anxiety can help to alleviate these physical symptoms.

Many of us tend to feel nervous or anxious before a high-pressure situation where we have to perform, such as a presentation, speech or interview. However, if these feelings and physical symptoms become overwhelming and stop us from performing as well as we could (or stop us completely), then anxiety treatments like Propranolol can help.

In this guide, we'll be looking at Propranolol in more detail, such as Propranolol uses, how it works, and the correct Propranolol dosage.

We'll also be answering questions such as 'how does Propranolol work?' and 'how quickly does Propranolol work for anxiety?' so that you can gain a better understanding of this medicine.

What is Propranolol used for?

[그림 2-72] (출처: https://www.theindependentpharmacy.co.uk/anxiety/guides/propranolol-guide)

다른 분야에서도 폭넓게 사용되고 있다. 실제로 프로프라놀롤 제제인 인데놀은 면접 때 청심원보다 효과 좋은 약으로 유명하다. 무대공포증(Stage Fright) 극복 약물로도 애용하는 사람이 많고 그만큼 잘 알려져 있다.

[그림 2-72]의 칼럼은 프로프라놀롤이 불안 및 예민 증상을 가라앉혀주는데 대증적으로 사용한다는 걸 기재한 칼럼이다.

위 칼럼에서뿐만 아니라 우리나라에서도 면접약으로 인데놀이 유명하다. 필자도 실제 약국 임상에서 많이 접한 바 있다.

면접 1~2시간 전에 복용하고 6시간 정도 효과가 간다는 것은 다 알고 계시지만 그 밖의 주의 사항은 모르는 환자들이 대다수이다. 그럴 때마다 심장뿐 아니라 기관지의 베타-2 수

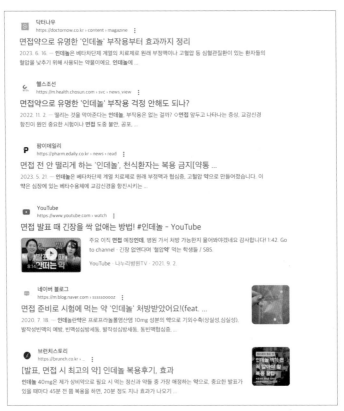

[그림 2-73] (출처: Google)

용체에 작용할수도 있기에 천식이나 COPD환자는 주의해야 한다는 점을 강조한다. 지나

치게 맥박이 느려지고 어지러울 경우에는 복용을 중지하고 말해달라는 말도 꼭 덧붙여 복

약지도를 한다.

술을 마시지 말라는 말은 덤이다. 의외로 이걸 많이 안 지키신다.

Effect of oxprenolol on stage-fright in musicians

I M James, D N Griffith, R M Pearson, P Newbury

PMID: 72290   DOI: 10.1016/s0140-6736(77)90890-x

Abstract

The effect of 40 mg oxprenolol on stage-fright was assessed in 24 musicians in a double-blind crossover trial. Musical performance judged by two professional assessors was found to improve. Greatest improvement was seen on the first performance and in those most affected by nervousness.

[그림 2-74] (출처: https://pubmed.ncbi.nlm.nih.gov/72290/)

[그림 2-74]의 논문은 비선택적 베타차단제의 일종인 Oxprenolol 복용 시 연주자의 무대

공포증 개선 효과에 대해서 다룬 논문이다.

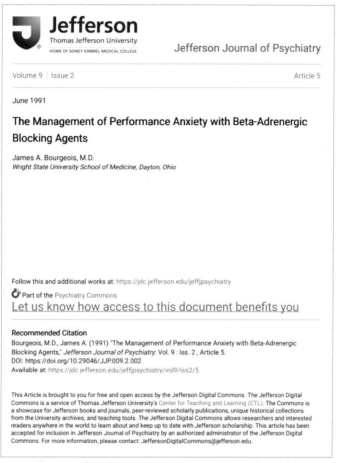

Jefferson
Thomas Jefferson University
HOME OF SIDNEY KIMMEL MEDICAL COLLEGE

Jefferson Journal of Psychiatry

Volume 9 | Issue 2   Article 5

June 1991

The Management of Performance Anxiety with Beta-Adrenergic Blocking Agents

James A. Bourgeois, M.D.
Wright State University School of Medicine, Dayton, Ohio

[그림 2-75] (출처: https://pubmed.ncbi.nlm.nih.gov/72290/)

[그림 2-75]의 논문은 베타차단제의 수행 불안 개선을 위해 사용하는 가이드라인(Guide-Line) 같은 논문이다. 비선택적 베타차단제의 대표주자가 Propranolol이다.

아래는 베타차단제를 복용할 때 주의할 사항을 약학정보원에서 발췌한 내용이다.

- 이 약물에 과민반응이 있을 시 반드시 미리 알려야 합니다.
- 임신 또는 수유 중이거나 계획이 있다면 미리 알립니다.
- 기관지천식, 당뇨, 저혈압, 서맥, 심장질환, 간 질환, 신질환, 갑상선질환이 있는 경우 미리 알립니다.

- 다음과 같은 증상이 나타나는 경우 즉시 의사나 약사에게 알립니다. 발열, 인후통, 피부 발진, 서맥, 저혈압, 저혈당
- 다음과 같은 증상이 나타날 수 있습니다.
  - 서맥: 맥박이 50~55회/분 이하로 감소하거나 무력감, 호흡곤란, 어지럼증이 심한 경우 즉시 의사나 약사에게 알립니다.
  - 기립성 저혈압: 어지러움, 현기증이 나타날 수 있으므로 앉거나 누웠다가 일어날 때 천천히 일어납니다.
  - 저혈당 및 저혈당 증상 은폐: 저혈당 증상을 일으키기 쉽고 또한 저혈당 증상(특히 빈맥)이 은폐될 수 있으므로 당뇨환자는 혈당 관리에 더욱 주의합니다.
    (ISA: Intrinsic Sympathomimetic Activity, 내인성 교감신경 활성)
  - 기관지 경련: 기관지천식이 있는 환자에게 때때로 기관지 경련이 나타날 수 있어 주의가 필요합니다.
  - 식욕부진, 구토, 설사
  - 두통, 불면증, 감각 이상
- 다음과 같은 증상이 과량 투여 시 나타날 수 있습니다. 서맥, 저혈압, 급성 심부전 및 기관지 경련
- 약물 주의: 혈당강하제, 칼슘채널차단제, Clonidine, Digoxin, Cimetidine, Rifampicin
- 음주로 약물의 효과나 부작용이 과도해질 수 있으므로 피하는 것이 좋습니다.
- 졸음, 어지러움이 나타날 수 있습니다. 이 경우 운전, 기계조작 또는 위험한 작업을 피합니다.

이것을 끝으로 금지물질 목록 S1~S9, P1을 계열별로 살펴본 내용을 마친다.

Part 3

보충제와 도핑

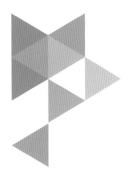

Chapter 1

보충제와 보조제

1. 종류와 정의

근지구력, 근력, 심폐지구력 등 경기력에 영향을 주는 체력요소를 향상시키고 신체 발달을 도모하기 위해 기본 식사 외에 추가적(보조적)으로 섭취하는 영양식을 의미한다.

- 운동선수가 의약품 이외의 보조적으로 사용하는 식품을 의미
- 식약처로부터 기능성을 인정받은 건강기능식품 등을 포함
- 도핑방지위원회는 개별 보충제의 금지 여부에 대해 판단하지 않음

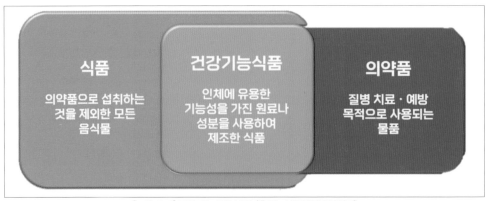

[그림 3–1] 건강기능식품 분류 (출처: 식품의약품안전처)

건강기능식품이란?

- 기능성 원료 함유
  - 인체에 유용한 기능성 원료 또는 성분 함유
- 일일 섭취량
  - 기능성과 안전성을 확보할 수 있는 권장 섭취량
- 식약처장이 고시·인정한 기능성 내용 표시
  - 『건강기능식품의 기준 및 규격』
  - 『건강기능식품 기능성 원료 및 기준·규격 인정에 관한 규정』
- 건강기능식품의 특징
  - 건강기능식품의 유형은 캡슐, 정제 등에서 분말, 액상, 편상, 페이스트상, 시럽 등으로 확대되어 다양한 건강기능식품 개발 가능
- 건강기능식품과 건강식품의 차이
  - 건강기능식품은 특정 기능성을 가진 원료, 성분을 사용해서 안전성과 기능성이 보장되는 일일 섭취량이 정해져 있고 일정한 절차를 거쳐 건강기능식품 문구나 마크가 있는 제품
  - 건강식품은 건강에 좋다고 인식되는 제품을 일반적으로 통칭하는 것으로 건강기능식품 문구나 마크는 없음

열량 영양소는 탄수화물, 단백질, 지방을 말한다. 특히 보충제는 이 중 상대적으로 보충이 적은 단백질에 보통 초점을 맞춘다. 그래서 흔히 보충제를 프로틴(Protein)이라고 부르는 경우가 많다. 일반적으로 단백질 보충제의 경우 우유나 계란, 콩 등에서 단백질을 뽑아내 농축한다. 최근 생활스포츠를 즐기는 동호인들이 크게 늘어나면서 보충제 시장이 크게 성장하고 있다. 특히 외국에서는 이미 많은 스포츠 영양보충제 제품들이 나오고 있어 '직구'를 하는 경우도 많다.

스포츠 영양보충제는 단백질 보충제만 있는 것이 아니다. 그 밖에도 기능성 지방, 비타민 및 미네랄, 아미노산, BCAA, 크레아틴, 베타알라닌 등 운동 후 회복 능력이나 수행능력을 보조해주는 제품이 있다.

1) 영양보충제

(1) 단백질 보충제

① 우유(유청) 단백

우유는 가장 흔히 사용되는 단백질 보충제 원료다. 우유에는 지방, 유당(탄수화물)과 함께 3~4% 정도의 단백질이 있다. 보충제에 쓰이는 단백질 원료는 버터나 치즈를 만드는 과정에서 나오는 부산물이다. 우유에서 지방을 추출하면 버터가 나오고 남는 부분은 '탈지유'가 된다. 이 탈지유에서 유당을 일정량 제거하고 단백질을 따로 분리하면 '유단백'이 된다. 이는 다시 '카제인'과 '농축유청단백(Whey Protein Concentrate, WPC)'으로 분리된다. 우유에서 치즈를 만들고 남는 유청을 통해서도 농축유청 단백을 만들 수 있다.

농축유청 단백은 유청단백 보충제의 기본성분이다. 이후 가공방법에 따라 '분리유청 단백(Whey Protein Isolate, WPI)', '가수분해 유청단백(Whey Protein Hydrolysate, WPH)', '가수분해분리유청단백질(Hydrolysate Whey Protein Isolate, HWPI)' 등으로 나뉜다.

단백질이 가진 빠른 흡수 속도와 우수한 아미노산 구성을 통해 다양한 농축유청의 가공 분리법이 만들어졌다. 앞서 말한 네 분류의 제품은 단백질의 질 측면에 큰 차이는 없다. 상대 생물가 104이며 'PDCAAS(Protein Digestibility Corrected Amino Acid Score, 1이 가장 높고, 0이 가장 낮다.)'도 1로 동일하다. 단백질의 소화 정도에는 큰 차이가 있다고 말하기 어렵다. 하지만 공정 방법에 따라 유당불내증 여부, 단백질 외 영양성분 보충 여부 등이 달라진다. 각각 맞는 제품을 선택하는 것이 좋다.

② 콩(대두) 단백

대두단백은 우유에 이어 두 번째로 많이 사용되는 단백질 보충제 원료다. 콩에서 콩기름을 짜내면 '탈지대두분(DSF)'이 만들어진다. 탈지대두분은 물에 잘 녹지 않아서 섬유질 같은 불용성 부분을 제거해 물에 녹는 '대두단백(DSP)'을 추출한다. 대두단백은 저렴하다. 대두 전분이 상당량 들어있어 단백질 함량이 낮다. 그래서 저가의 보충제에 사용된다. 그렇지만 총 중량 대비 가격이 아닌 단백질의 양을 기준으로 하면 저렴하다고 보긴 어렵다. 보충제 선택 시에는 성분표에 DSP가 아닌 'Soy' 또는 '대두단백'이라고 표기돼 있는지를 확인할 필요가 있다. 대두단백에서 전분을 제거해 단백질 함량을 85~90%대까지 높인 '분리대두단백'이라는 것도 있다. 대두단백에 비해 조금 비싸지만 유청에 비해 저렴해 보충제로 널리 쓰인다. 아미노산 구성이 동물성 단백질에 비해서 약간 떨어지나 균형 있는 식단의 섭취로 상쇄될 수 있다.

※ 단백질 보충제 섭취 시 주의할 점

보충제는 특정 영양소에 과도하게 편중돼 있다. 미량 영양소 부족 등 가공정제 식품으로의 한계가 분명히 있다. 따라서 전문가와의 상담을 통해 적절한 영양소 섭취를 확인해야 한다. 보충제는 과량 섭취할 경우 당연히 지방으로 변화돼 오히려 체지방량을 늘릴 수 있으니 주의해야 한다. 특히 단백질을 과도하게 섭취하면 신장과 간에 부담을 줄 수 있다. 소변으로 칼슘이 배출되고 체지방 증가, 체중증가 등의 부작용이 있을 수 있다.

이 밖에도 단백질은 탈수를 일으킬 수 있다는 점도 주의해야 한다. 그 대사 과정에서 지방이나 탄수화물에 비해 7배나 많은 수분을 필요로 하기 때문이다.

일반적인 일일 체중당 단백질 섭취량 기준은 아래와 같다. 1.6g/kg 이상에서 유의미한 효과가 없다는 연구도 있으므로 참고할 필요가 있다.

- 미국스포츠의학회(ACSM): 1.2~1.7g/kg

- 국제스포츠영양학회(ISSN): 1.4~2.0g/kg

  저항성 운동선수: 1.6~1.7g/kg

  지구성 운동선수: 1.2~1.4g/kg

- 성인 남성 체중당 RDA(적정섭취량): 0.8g/kg

(2) 체중 증가 보충제(게이너, 단백질·탄수화물 복합보충제)

말토덱스트린은 옥수수를 가공한 변성전분의 일종이다. 저렴하고 잘 부패하지 않아 과거 게이너에 많이 활용했다. 명목상으로는 다당류로 부르나 순수한 포도당 사슬만 남은 단순구조다. 소화가 매우 빨라 혈당지수(GI)가 백설탕보다 높은 97 수준이다. (배변활동 원활, 식후혈당 상승 억제, 혈중 중성지질 개선의 기능성으로 인정된 원료인 난소화성 말토덱스트린과는 다름) 혈당지수가 높은 식품을 반복 섭취할 경우 인슐린 저항성을 불러올 수 있다. 또한 내장지방을 축적시켜 복부비만과 대사증후군을 야기할 수 있어 주의가 필요하다.

(3) 아미노산 보충제

아미노산은 단백질의 구성단위인 펩타이드를 구성하는 단위다. 아미노산 보충제는 '근육의 재료를 흡수하기 가장 좋은 상태로 보충한다'는 개념으로 만들어졌다. 아미노산 보충제에는 근육을 이루는 핵심 성분인 BCAA, 체성분 중 가장 많은 비중을 차지하는 글루타민, 여러 종류의 아미노산을 혼합한 종합아미노산 등이 있다.

2) 운동수행능력 보조제

(1) 부스터

많이 사용되는 보조제로 운동 전에 섭취해 수행능력을 높인다. 부스터는 카페인 같은 중추신경 흥분제를 주성분으로 한다. 여기에 크레아틴, 혈관 확장 성분인 산화질소, 시트룰린, 베타알라닌, 유리 아미노산, 비타민 등을 혼합한다. 보통 부스터 1회분에는 100~200mg

의 고카페인이 들어있다. 계속 복용하면 카페인 내성이 생긴다. 복용량을 점점 늘리게 되고 복용량을 줄일 시 무기력감을 느낄 수 있다.

여러 성분이 섞인 부스터 제품은 도핑금지약물이 포함됐는지 파악하기 힘들다. 성분이 불분명하거나 인증이 없는 제품보다는 단일성분의 보조제를 사용하는 게 좋다.

(2) 회복용 보조제(리커버리)

운동 후에 근육의 피로 해소를 돕고 재생을 촉진하기 위한 목적으로 나온 제품이다. 빠른 당분 보충을 돕는 제품, 아미노산, 크레아틴 복합제 등이 있다.

(3) 근육생성 촉진제

비타민과 아연, 미네랄, 자양강장으로 알려진 생약제제(트리뷸러스, 마카, 잇꽃, 생강 등)의 조합이 많다. 다만 스포츠보조제 중에는 테스토스테론이나 성장호르몬, 인슐린 유사성장인자(IGF)의 분비를 촉진한다는 제품들도 있다. 하지만 호르몬제제는 전문의약품이다. 전문의의 처방과 약사의 복약지도 없이 직접 투여하는 것은 불법이다.

(4) 다이어트 보조제

커팅제로 불리며 대개 부스터와 성분이 유사하다. 중추신경을 자극해 체내 신진대사를 높이고 체지방을 분해하는 물질, 이뇨 성분 등이 주를 이룬다. 짧은기간 효과를 볼 수 있으나 장기적으로는 부스터와 같은 부작용이 발생한다. 체지방 연소에 도움 된다는 성분도 대부분 효능이 미약하다. 전문기관의 견해나 실험 결과도 엇갈린다.

2. 보조제의 성분들

1) 크레아틴

인체를 구성하는 유기산 중 하나다. 단기 에너지 대사에서 ATP 재합성에 중요한 역할을 하는 성분이다. 운동할 때 10~15초 이내에 가장 먼저 에너지를 동원하는 시스템으로 인산-크레아틴을 활용한다. 효능이 증명된 성분 중 하나이다. 흡수율을 높이려면 공복상태에서 액상으로 섭취하는 게 좋다. 특히 당분과 함께 섭취 시 인슐린의 도움으로 세포에 잘 흡수된다. 신맛, 산성이 있는 액체와 복용 시 크레아틴의 효과가 떨어질 수 있다.

2) 카페인

중추신경 흥분제로 화학적으로 Xanthine계열의 일종이다. 동물의 신경은 아세틸콜린, 도파민 등에 흥분하고 아데노신에는 안정된다. 카페인은 아데노신을 차단해 흥분효과를 높인다. 에너지대사를 높이고 집중력과 지구력을 향상시킨다. 대개 100mg으로 시작해 용량을 조절한다. 국내 권장량은 200mg 이내다.

3) 베타알라닌(카노신)

베타알라닌은 ATP대사를 보조한다. 카노신은 비필수 아미노산인 '베타알라닌'과 '히스티딘'으로부터 체내에서 생성된다. 히스티딘은 식사에서 흔히 접할 수 있기 때문에 베타알라닌이 제한 아미노산이 된다. 따라서 카노신 보충제는 일반적으로 베타알라닌 형태로 들어있다. 부작용으로 피부 작열감과 따끔거림이 있다.

4) 아르기닌, 시트룰린

일산화질소(NO)는 혈관계의 신호전달물질로 혈관을 확장시켜 혈류를 개선한다. 운동 중이나 운동 후, 혈류를 원활하게 해 운동능력과 회복을 촉진하는 원리다. 보통 보충제의 일산화질소 첨가는 전구물질인 L-아르기닌 성분으로 이뤄진다. 원료 아미노산인 아르기닌을 충분히 공급한다. 그 결과 일산화질소 생성을 촉진하고 혈관확장을 유도해서 혈류를 개선한다.

최근에는 적정농도로 공급하는 형태로 만들기 위해 L-시트룰린이 같이 포함되는 경우도 있다. L-시트룰린도 아르기닌처럼 일산화질소 생성을 촉진하고 근육통과 피로를 줄이는 효과가 있다.

5) 중탄산나트륨

중탄산나트륨은 에너지대사 중 젖산대사와 유산소 단계에서 발생하는 산성 노폐물을 중화시킨다. 완충제 혹은 버퍼제라 불리는 이 제품은 해외에서 캡슐제로도 별도 판매한다. 보통은 운동 90분 전에 체중 1kg당 0.3g을 섭취한다. 무산소 운동(2~15분)으로 젖산이 생성되는 경우에 효과가 있다. 반면 1분 이내로 끝나는 근력운동이나 장시간의 지구성 운동에는 효과가 미비하다.

6) 기타 중추신경 흥분제

- 에페드린: 한약재인 마황의 유효성분이다. 중추신경 흥분제로 혈압을 높이고 심장박동을 불규칙하게 만든다. S6 계열 금지약물 성분이다.
- 테오브로민: 카페인과 같은 잔틴 계열의 흥분제다. 특히 카카오(초콜릿)에 많이 포함됐다.
- 히게나민: dl-디메틸 코클라우린으로 표기한다. 연자심, 부자 등에 포함된 강심제 성분으로 일부 한약, 다이어트 보조제, 부스터에 들어간다. 에페드린 유사물질로 S3 계열 금지약물이다.

보충제 종류가 점점 복잡해지고 있다. 각종 성분 수십 가지들이 혼합된 보충제와 보조제를 여러 개 복용하고 추가 영양제까지 먹는다면 과잉섭취로 부작용이 발생할 수 있다.

그래서 보충제는 단일 성분으로, 부스터나 게이너는 일반식단으로 보충하는 게 좋다. 또한 특정 각성 성분이 포함된 보충제는 조심해야 한다. 도핑과도 연결될 수 있어 전문 운동선수들은 주의해야 한다.

Chapter 2

근거를 중심으로 한 스포츠·운동 영양제, 보충제의 약국 상담 및 활용

스포츠약학학회는 전 세계적 대회인 크로스핏 게임즈의 2023년 아시아 지역 준결승전에 참여하였다. 그 대회에서 설문을 받고 희망자에 한해 상담을 진행하였다. 그 결과 유의미한 데이터를 얻을 수 있었다.

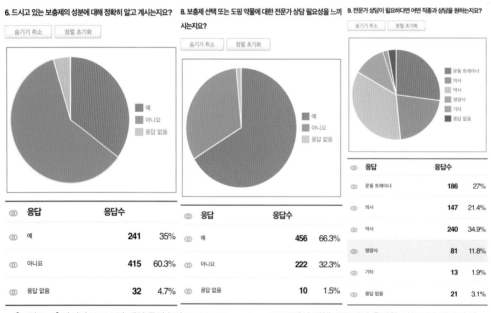

[그림 3-2] 아시아 크로스핏 게임 준결승전 Far East Throwdown 2023에서 진행. 688명이 응답한 설문조사 결과의 예

688명의 크로스핏터를 대상으로 설문조사를 진행하였다. 응답자 대부분이 보충제의 역할을 제대로 알지 못했다. 그런 한편 상담을 통해 그 역할을 정확히 알고자 하는 수요가 높은 것을 볼 수 있었다.

상당히 고무적인 결과가 나왔다. '약사 > 트레이너 > 의사' 의 순으로 상담을 받고 싶다는 결과가 나온 것이다. 생활체육동호인들 또한 약리 활성을 가진 물질은 약사에게 상담받고자 하는 수요가 컸다.

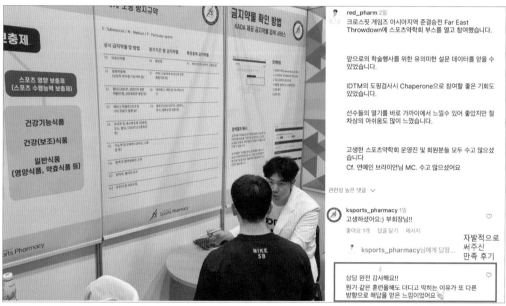

[그림 3-3] 저자가 상담 희망자와 진행한 부스 상담과 만족 후기

실제 상담을 진행하여 보니 약사가 진행하는 상담의 만족도가 매우 높았다. 약국에서 상담을 진행하기 어려운 이유로는 이미지 탓이 컸다. 약국은 단지 약을 구매하는 것뿐인 공간이라는 이미지가 그것이다. 환자들에게 약사가 전문가라는 인식은 있었다. 하지만 약국이 상담을 요구하기에 어려운 공간으로 인식된 것이다. 또한 환자들이 약리 활성을 나타내는 영양제 및 보충제를 단순 식품으로 가벼이 여기는 경향도 컸다.

약사는 환자가 영양 상담을 위해 약국에 방문하도록 인식 개선을 위해 노력해야 한다. 여기서 최소한의 가이드라인을 위한 자료를 제시하고자 한다. 약사가 약국에서의 영양, 보충제 상담을 원활히 하기 위해서이다.

다음과 같이 운동을 하는 대부분이 보충제를 접하는 것을 볼 수 있었다. 선택의 기준이 전문가와의 상담보다는 주변 혹은 온라인 매체를 통하는 것임을 알 수 있었다.

응답	응답수	
네	481	69.9%
아니요	206	29.9%
응답 없음	1	0.1%

응답	응답수	
다른 사람 추천으로 (코치, 동료 등)	327	38.1%
유튜브 추천	127	14.8%
온라인 검색	197	23%
성분표 따져서 선택	154	17.9%
응답 없음	53	6.2%

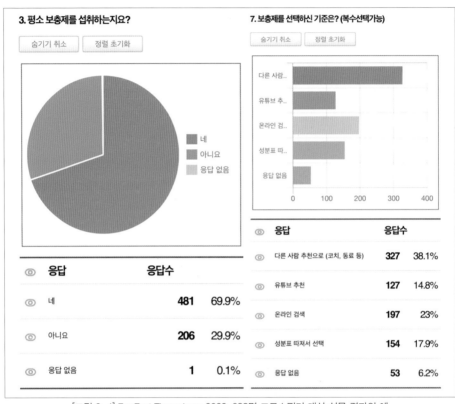

[그림 3-4] Far East Throwdown 2023, 688명 크로스핏터 대상 설문 결과의 예

많이 찾아본 영양제

1 – 글루타치온 (기분 좋은 날)
2 – 오메가3
3 ▲ 유산균
4 ▲ 밀크씨슬
5 ▲ 맥주효모 (엄지의 제왕)
6 ▼ 콘드로이친
7 – 마그네슘
8 ▲ 루테인
9 ▼ 코큐텐
10 – 프로폴리스

트렌드차트 더보기 >

헬스인들을 위한 운동 영양제 추천 종류 TOP 10

- 유니버셜뉴트리션 아토믹 7 BCAA 운동 영양제 추천 (필수)
- 나우푸드 L-아르기닌 운동 영양제 추천 (필수)
- 나우푸드 타우린 퓨어 운동 영양제 추천 (선택사항)
- 유니버셜뉴트리션 크레아틴 운동 영양제 추천 (필수)
- 종근당건강 프로메가 오메가3 운동 영양제 추천 (선택사항)
- 유니버셜뉴트리션 ZMA 프로 운동 영양제 추천 (필수)
- 익스트림 블랙마카 운동 영양제 추천 (선택사항)
- 뉴트렉스리서치 카페인 운동 영양제 추천 (필수)
- 나우푸드 글루타민 파우더 운동 영양제 추천 (선택사항)
- 나우푸드 HMB 스포츠 근육회복 영양제 추천 (선택사항)

접기 ^

[그림 3-5] 네이버 트렌드 차트 '스포츠영양제, 운동영양제' 검색 결과 (출처: 네이버)

[그림 3-5]는 온라인 검색 결과로 대부분 위의 제품군 정도를 선택하고 복용하게 된다. 어떤 성분과 원료를 택하면 좋을지 근거 중심으로 적어보고자 자료를 찾아보았다.

그룹	증거수준	하위범주	예
A	특정 상황에서 사용의 지지와 허용이 가능한 그룹	스포츠 음식 의학보충제 기능보충제	• 탄수화물/단백질 스포츠음료/바/젤, 전해질 보충제, 유청단백질 • 철분, 칼슘, 멀티비타민, 무기질, 비타민 D • 카페인, 베타-알라닌, 중탄산나트륨, 비트주스, 크레아틴
B	추가 연구를 받을 만한 그룹. 임상이나 연구 모니터링하에 사용이 허가되는 그룹	폴리페놀 음식 기타	• 케르세틴, 몬토모렌시, 아사이, 고지, 커큐민 • 비타민 C, 비타민 E, L-카르니틴, 히드록시 메틸부티레이트, 글루타민, 에이코사펜타노산, 도코사헥사엔산, 글루코사민
C	효과 검증이 미약한 그룹. 일반인이 사용은 가능하지만, 선수에게는 제공되지 않는 그룹	승인된 협약에 따라 사용되지 않는 A나 B 그룹 보충제 A와 B 그룹에 속하지 않는 기타 보충제	• 아스파르트산 염류, 꿀벌화분, 붕소, 크로뮴, 콜린, 가시오갈피, 공액리놀레산, 코엔자임 Q_{10}, 동충하초, 지방 부하 감마오리자놀, 인삼, 하이드록시사이트레이트, 이노신, 마그네슘, 중쇄지방산, 나이아신, 옥타코사놀, 인산염, 피루브산, 로디올라 로세아, 리보오스, 셀레늄, 트립토판, 바나듐, 비타민 A, 밀배아유, 요힘빈, 아연
D	WADA에 의해 금지 또는 오염 위험이 높은 그룹, 운동선수에게 사용되어서는 안 되는 그룹	기호작물 프로호르몬	• 마황, 스트리크닌, 시부트라민, 메티헥사나민, 기타 • 데히드로에피안드로스테론, 안드로스텐디온, 19-노르안드로스텐디온, 19-노르안드로스텐디올, 백질려, 마카, 파우더
		성장호르몬 방출 펩티드 기타	• 글리신, 오르니틴, 아르기닌, 리신 • 글리세롤, 초유

[표 3-1] 건강 스포츠 영양학 길라잡이, AIS 그룹별 분류 (출처: www.ausport.gov.au), 용어는 책에 나오는 그래로 인용

[표 3-1]은 영양보충제의 운동 기능성 향상 근거를 찾을 때 가장 먼저 나오는 AIS 분류이다. 하지만 성분이나 원료별 복용량과 명확한 기능성이 제시되어 있지 않다. 그래서 근거라고 하기에는 다소 애매한 측면이 있다. 미국의 도핑방지 기구인 USADA는 [그림 3-6]과 같은 인증 받은 제품을 복용하라고 제시하기도 한다.

우리나라에서는 어떨까? 국내 식약처에 운동 기능성 향상으로 인정된 원료 및 성분부터 살펴보겠다.

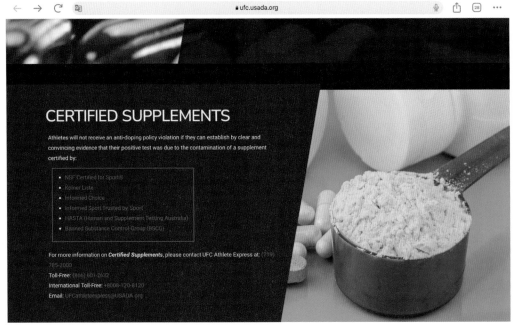

[그림 3-6] USADA 홈페이지 (출처: USADA)

국내에선 크레아틴 3g/day, 헛개나무과병 추출분말 2,460mg/day, 마카 젤라틴화 분말 1.5~3g/day, 동충하초 발효추출물 2.1~3g/day, 강황 추출물 250mg/day, 오미자 1,000mg/day 를 운동수행능력 향상에 도움이 된다고 인정한 바 있다.

운동수행 능력 향상

(1) 운동능력 향상에 도움

번호	원료명	인정번호	인정등급	기능(지표)성분	일일 섭취량	섭취 시 주의사항
1	크레아틴	제2007-12호 제2007-13호 제2008-57호 (자진취하)	생리활성기능 2등급	Creatine monohydrate	크레아틴으로서 3g/일	① 신장에 영향을 미치는 약물을 복용하거나 신장이상의 위험이 있는 사람은 의사와 상담 후 섭취 ② 어린이, 임산부, 수유부는 섭취 삼가 ③ 카페인은 크레아틴 기능을 감소 ④ 크레아틴의 섭취는 탈수를 동반할 수 있으므로 충분히 물과 함께 섭취 ⑤ 과다섭취하면 안됨
2	헛개나무과병추출분말	제2008-55호	생리활성기능 2등급	Quercetin	헛개나무과병추출분말로서 2,460mg/일	-

| 3 | 마카젤라틴화 분말 | 제2011-7호 | 생리활성 기능 3등급 | n-benzyl -hexa decanamide | 마카 젤라틴화 분말로서 1.5~3.0g/일 | – |

(2) 지구력 증진에 도움

번호	원료명	인정번호	인정등급	기능(지표) 성분	일일 섭취량	섭취 시 주의사항
1	동충하초 발효 추출물	제2011-16호	생리활성 기능 3등급	아데노신	동충하초 발효추출물로서 2.1~3.0g/일	① 어린이, 임산부, 수유부는 섭취에 주의 ② 섭취 시 가벼운 위 불쾌감 유발 가능 ③ 혈당 강화제, 항응고제, 항 우울제와 병용 시 섭취 주의

2. 안정성

- 섭취근거(국내·외 인정·사용현황 등), 안전성 정보 자료, 섭취량 평가자료(원료의 일일 섭취량과 평균 섭취량 비교), 인체적용시험의 안전성 자료를 종합평가한 결과
  - 강황추출물의 일일섭취량(250mg/일)은 안전한 수준이었음

3. 기능성

- 인체적용시험 및 동물시험 등 기반연구들을 종합평가한 결과, 강황추출물(제2023-5호)은 일일섭취량(250mg/일)에서 기능성 근거가 있었음

  - **(인체적용시험 1)** BMI 18~30kg/㎡, 골격근량이 표준의 120% 미만에 해당되는 만 19~65세의 성인남녀 53명 대상으로 운동을 수행하면서 강화추출물(250mg/일)을 12주간 섭취시킨 결과 근력(대퇴근의 등속성근력, 피크토크, 평균파워 등), 악력 등이 대조군 대비 유의적으로 증가함

  - **(인체적용시험 2)** 근력저하자[1]에 해당되는 만 50~85세의 성인남녀 61명을 대상으로 강황추출물(250mg/일)을 12주간 섭취시킨 결과 근력(우측족저굴곡의 최대근력)이 대조군 대비 유의적으로 증가하였고, 신체활동측정(TUG)[2]이 대조군 대비 유의적으로 감소함

    [1] 악력 남자 26kg 미만, 여자 18kg 미만(아시아근감소증지침기준, 2013)
    [2] 의자에 앉았다 일어나 목표물 주위를 돌고 다시 의자에 앉기까지의 수행시간 측정

  - **(기반연구)** 운동수행 동물 모델의 강황추출물을 28일간 경구투여한 결과, 근육장력, 항산화 및 근육단백질 합성 지표 등이 대조군 대비 유의적으로 증가하였고, 산화 지표 및 근육단백질 분해 관련 지표는 대조군 대비 유의적으로 감소되는 등 기반연구는 인체적용시험 결과를 과학적으로 뒷받침하고 있음

1.6 총 아플라톡신

[식품의 기준 및 규격] 제 7. 일반시험법 9.2 곰팡이독소에 따라 시험한다.

1.7 오크라톡신 A

[식품의 기준 및 규격] 제 7. 일반시험법 9.2 곰팡이독소에 따라 시험한다.

2. 안정성 평가

2.1 섭취 근거 및 섭취량 평가

- 식품공전에 '오미자'는 식품에 사용할 수 있는 원료로 등재되어 있음
- 유사원료인 오미자추출물이 함유된 건강기능식품이 국내·외에서 유통·판매되고 있음

2.2 인체적용시험 평가

- 신청원료 1000mg/일을 12주간 섭취시킨 인체적용시험에서 이상반응이 보고되지 않음

2.3 독성시험 평가

- 해당사항 없음

3. 기능성 평가

3.1 동물시험

- ICR mice를 사용한 동물시험에서 신청원료 섭취 시 비복근(속근)·가자미근(지근) 두께·중량, 근육단백질 분해·합성 인자, 성장 촉진인자 및 항산화 지표가 유의적으로 개선됨

[표 3-2] 건강기능식품 기능성 원료 인정 현황 발췌 (출처: 식품의약품안전처)

그 외 해외의 근거 있는 자료를 검색해 보았다. 유의미한 정보를 찾을 수 있었다. IOC(International Olympic Committee) Consensus statement와 NIH(National Institutes of Health : 미 보건복지부)에서 작성한 운동 수행을 위한 건강보조식품 정리를 소개한다.

Consensus statement

Table 3 Supplements with good to strong evidence of achieving benefits to performance when used in specific scenarios

Caffeine

Overview	Caffeine is a stimulant that possesses well-established benefits for athletic performance across endurance-based situations, and short-term, supramaximal and/or repeated sprint tasks.
Mechanism	Adenosine receptor antagonism; increased endorphin release; improved neuromuscular function; improved vigilance and alertness; reduced the perception of exertion during exercise[29 48]
Protocol of use	3–6 mg/kg of body mass (BM), in the form of anhydrous caffeine (ie, pill or powder form), consumed ~60 min prior to exercise[49] Lower caffeine doses (<3 mg/kg BM, ~200 mg), provided both before and during exercise; consumed with a CHO source[48]
Performance Impact	Improved endurance capacity such as exercise time to fatigue[50] and endurance-based time-trial (TT) activities of varying duration (5–150 min), across numerous exercise modalities (ie, cycling, running, rowing and others)[49] Low doses of caffeine (100–300 mg) consumed during endurance exercise (after 15–80 min of activity) may enhance cycling TT performance by 3%–7%.[51 52] During short-term, supramaximal and repeated sprint tasks, 3–6 mg/kg BM of caffeine taken 50–60 min before exercise results in performance gains of >3% for task completion time, mean power output and peak power output during anaerobic activities of 1–2 min in duration,[53] and of 1%–8% for total work output and repeat sprint performances during intermittent team game activity.[54 55]
Further considerations and potential side effects	Larger caffeine doses (≥9 mg/kg BM) do not appear to increase the performance benefit,[56] and are more likely to increase the risk of negative side effects, including nausea, anxiety, insomnia and restlessness.[29] Lower caffeine doses, variations in the timing of intake before and/or during exercise, and the need for (or lack thereof) a caffeine withdrawal period should be trialled in training prior to competition use. Caffeine consumption during activity should be considered concurrent with carbohydrate (CHO) intake for improved efficacy.[52] Caffeine is a diuretic promoting increased urine flow, but this effect is small at the doses that have been shown to enhance performance.[57]

Creatine

Overview	Creatine loading can acutely enhance the performance of sports involving repeated high-intensity exercise (eg, team sports), as well as the chronic outcomes of training programmes based on these characteristics (eg, resistance or interval training), leading to greater gains in lean mass and muscular strength and power.[58 59]
Mechanism	Supplementation increases muscle creatine stores, augmenting the rate of PCr resynthesis, thereby enhancing short-term, high-intensity exercise capacity[60] and the ability to perform repeated bouts of high-intensity effort.
Protocol of use	Loading phase: ~20 g/day (divided into four equal daily doses) for 5–7 days[61] Maintenance phase: 3–5 g/day (single dose) for the duration of the supplementation period[62] Note: concurrent consumption with a mixed protein/CHO source (~50 g of protein and CHO) may enhance muscle creatine uptake via insulin stimulation.[10]
Performance Impact	Enhanced maximum isometric strength[63] and the acute performance of single and repeated bouts of high-intensity exercise (<150 s duration); most pronounced effects evident during tasks <30 s[13 61] Chronic training adaptations include lean mass gains and improvements to muscular strength and power.[58 59] Less common: enhanced endurance performance resulting from increased/improved protein synthesis, glycogen storage and thermoregulation[64 65] Potential anti-inflammatory and antioxidant effects are noted.[66]
Further considerations and potential side effects	No negative health effects are noted with long-term use (up to 4 years) when appropriate loading protocols are followed.[67] A potential 1–2 kg BM increase after creatine loading (primarily as a result of water retention[66 68]) may be detrimental for endurance performance or in events where the BM must be moved against gravity (eg, high jump, pole vault) or where athletes must achieve a specific BM target.

Nitrate

Overview	Dietary nitrate (NO_3^-) is a popular supplement that has been commonly investigated to assess any benefits for prolonged submaximal exercise[69] and high-intensity, intermittent, short-duration efforts.[70 71]
Mechanism	Enhances nitric oxide (NO) bioavailability via the NO_3^--nitrite-NO pathway, playing an important role in the modulation of skeletal muscle function[72] Nitrate augments exercise performance via an enhanced function of type II muscle fibres[73]; a reduced ATP cost of muscle force production; an increased efficiency of mitochondrial respiration; an increased blood flow to the muscle; and a decrease in blood flow to VO_2 heterogeneities.[74]
Protocol of use	High nitrate-containing foods include leafy green and root vegetables, including spinach, rocket salad, celery and beetroot. Acute performance benefits are generally seen within 2–3 hours following an NO_3^- bolus of 5–9 mmol (310–560 mg).[75] Prolonged periods of NO_3^- intake (>3 days) also appear beneficial to performance[70 76] and may be a positive strategy for highly trained athletes, where performance gains from NO_3^- supplementation appear harder to obtain.[77]
Performance impact	Supplementation has been associated with improvements of 4%–25% in exercise time to exhaustion and of 1%–3% in sport-specific TT performances lasting <40 min in duration.[73 78] Supplementation is proposed to enhance type II muscle fibre function,[73] resulting in the improvement (3%–5%) of high-intensity, intermittent, team-sport exercise of 12–40 min in duration.[70 71] Evidence is equivocal for any benefit to exercise tasks lasting <12 min.[76 79]
Further considerations and potential side effects	The available evidence suggests there appear to be few side effects or limitations to nitrate supplementation. There may exist the potential for GI upset in susceptible athletes, and should therefore be thoroughly trialled in training. There appears to be an upper limit to the benefits of consumption (ie, no greater benefit from 16.8 mmol (1041 mg) vs 8.4 mmol (521 mg)).[80] Performance gains appear harder to obtain in highly trained athletes.[77]

Beta-alanine	
Overview	Beta-alanine augments intracellular buffering capacity, having potential beneficial effects on sustained high-intensity exercise performance.
Mechanism	A rate-limiting precursor to the endogenous intracellular (muscle) buffer, carnosine; the immediate defence against proton accumulation in the contracting musculature during exercise[81] Chronic, daily supplementation of Beta-alanine increases skeletal muscle carnosine content.[82]
Protocol of use	Daily consumption of ~65 mg/kg BM, ingested via a split-dose regimen (ie, 0.8–1.6 g every 3–4 hours) over an extended supplement time frame of 10–12 weeks[82]

Continued

Table 3 Continued

Performance impact	Small, but potentially meaningful performance benefits (~0.2%–3%) during both continuous and intermittent exercise tasks of 30 s to 10 min in duration[82-84]
Further considerations and potential side effects	A positive correlation between the magnitude of muscle carnosine change and performance benefit remains to be established.[82] Large interindividual variations in muscle carnosine synthesis have been reported.[85] The supplement effectiveness appears harder to realise in well-trained athletes.[86] There is a need for further investigation to establish the practical use in various sport-specific situations.[82 87] Possible negative side effects include skin rashes and/or transient paraesthesia.

Sodium bicarbonate	
Overview	Sodium bicarbonate augments extracellular buffering capacity, having potential beneficial effects on sustained high-intensity exercise performance.
Mechanism	Acts as an extracellular (blood) buffer, aiding intracellular pH regulation by raising the extracellular pH, and HCO_3- concentrations[81 88] The resultant pH gradient between the intracellular and extracellular environments leads to efflux of H+ and La– from the exercising muscle.[88 89]
Protocol of use	Single acute $NaHCO_3$ dose of 0.2–0.4 g/kg BM, consumed 60–150 min prior to exercise[90 91] Alternative strategies include the following: Split doses (ie, several smaller doses giving the same total intake) taken over a time period of 30–180 min[92] Serial loading with 3–4 smaller doses per day for 2–4 consecutive days prior to an event[93-95]
Performance impact	Enhanced performance (~2%) of short-term, high-intensity sprints lasting ~60 s in duration, with a reduced efficacy as the effort duration exceeds 10 min[90]
Further considerations and potential side effects	Well-established GI distress may be associated with this supplement. Strategies to minimise GI upset include the following: Coingestion with a small, carbohydrate-rich meal (~1.5 g/kg BM carbohydrates)[96] Use of sodium citrate as an alternative[97] Split dose or stacking strategies[93-95] Given the high potential for GI distress, thorough investigation into the best individualised strategy is recommended prior to use in a competition setting.

[그림 3-7] IOC 발간 자료 (출처: IOC Consensus statement)

[그림 3-7]은 IOC에서 발간한 자료이므로 공신력 있는 자료라고 여겨져 싣게 되었다. Sports Performance에 직접 이득을 가져온다는 근거가 있는 성분들로 카페인, 크레아틴, 식이질산염, 베타알라닌, 중탄산나트륨을 제시한다.

Table 5 Supplements that may assist with training capacity, recovery, muscle soreness and injury management

Supplement	Proposed mechanism of action	Evidence for efficacy[41]
Creatine monohydrate Creatine is a naturally occurring nutrient, consumed in the diet and synthesised in the body. Recommended supplement dose is 20 g/day for 5 days, followed by 3–5 g/day to increase and maintain elevated body creatine levels.[119 120]	Enhanced adaptive response to exercise via increased growth factor/gene expression and increased intracellular water Reduced symptoms of, or enhanced recovery from, muscle damaging exercise (eg, DOMS) Enhanced recovery from disuse or immobilisation/extreme inactivity Improved cognitive processing Decreased risk/enhanced recovery from mTBI	Many studies demonstrate improved training adaptations, such as increased lean mass or strength, indicating an enhanced adaptive response to exercise.[12 13 121] Reduced symptoms of, or enhanced recovery from, muscle damaging exercise (eg, DOMS) have been reported in some, but not all studies (reviewed in ref [122]). Enhanced recovery from disuse or immobilisation/extreme inactivity has been reported in some, but not all studies (reviewed in ref [12]). Improved cognitive processing is reported in most studies, especially when volunteers were fatigued by sleep deprivation or mental/physical tasks (reviewed in refs [11 123-125]). The effects in athletes have not been well-characterised, and only one group attempted to translate these effects to athletic performance, although with a positive result.[126] Decreased damage and enhanced recovery from mTBI are supported by open-label trials in children[127 128] and using animal models.[129] These data are not conclusive and more research is warranted. However, athletes at risk for concussion, who already ingest creatine supplements for performance or muscular benefits, may receive important brain benefits as well. A small increase in body mass is common with supplementation. This may be relevant for sports with weight classes/restrictions or where increased body mass may decrease performance.

Beta-hydroxy beta-methylbutyrate (HMB) HMB is a metabolite of the amino acid leucine. Manufacturer-recommended dosage is 3 g/day.	Enhanced adaptive response to exercise via decreased protein breakdown, increased protein synthesis, increased cholesterol synthesis, increased growth hormone and IGF-I mRNA, increased proliferation and differentiation of satellite cells and inhibited apoptosis (reviewed in ref [130])	Beneficial effects of HMB on strength and fat-free mass are small, while the effects on muscle damage are unclear.[131] Recent reports of 'steroid like' gains in strength, power and fat-free mass, and reductions in muscle damage from HMB-free acid supplementation,[132–134] have not been reproduced and seem unlikely.[135] Potential use for HMB during extreme inactivity/disuse or recovery from injury, but these effects have only been described in older adults following 10 days of bed rest.[136] Benefits of HMB supplementation could most likely be obtained from normal dietary protein or whole protein supplements,[137] so HMB supplements may not be more effective than adhering to the current protein intake recommendations.
Omega-3 fatty acids About 2 g/day	Improved cognitive processing Decreased risk/enhanced recovery from mTBI Increased muscle protein synthesis Reduced symptoms of, or enhanced recovery from, muscle damaging exercise (eg, DOMS)	Improved cognitive processing following omega-3 fatty acid supplementation shown in healthy older adult with mild or severe cognitive impairment (reviewed in ref [139]). It is not known if these benefits would occur in young, healthy athletes, or how this would translate to athletic performance. Animal data show that the structural damage and cognitive decline associated with mTBI are reduced/attenuated with omega-3 fatty acid supplementation when ingested either before or after the injury (reviewed in refs [138–140]). Two case studies support these findings,[141 142] and large, double-blind, placebo-controlled trials are currently under way (ClinicalTrials.gov NCT101903525 and NCT01814527). In muscle, omega-3 fatty acid supplementation can increase muscle protein synthesis,[143 144] but this may not occur when protein is ingested after exercise in recommended amounts.[143 144] Anti-inflammatory effects of omega-3 fatty acid intake may reduce muscle damage or enhance recovery from intense, eccentric exercise (eg, decrease DOMS), but this is not a consistent finding.[145 146] No indication that decreased omega-3 fatty acids in the body impair performance, and high-dose supplements can cause some adverse effects (reviewed in refs [114 139]), so the best recommendation may be to include rich sources of omega-3 fatty acids, such as fatty fish, in the diet instead of supplements. Low risk but unclear if supplementation should be pursued by athletes, in lieu of including fatty fish in the diet as a source of omega-3 fatty acids. Fish oil or omega-3 fatty acid supplement consumption could include heavy metal contaminants, or cause bleeding, digestive problems and/or increased LDL.

Continued

Table 5 Continued

Supplement	Proposed mechanism of action	Evidence for efficacy[41]
Vitamin D An essential fat-soluble vitamin Skin exposure to sunlight normally accounts for 90% of the source of vitamin D.	Enhanced adaptive response to exercise Decreased stress fractures	Data on the effects of vitamin D supplementation on muscle function and recovery are equivocal, with discrepancies likely explained by differences in baseline vitamin D concentrations prior to supplementation.[147–150] Collectively, these data strongly suggest a role for adequate vitamin D in the adaptive process to stressful exercise. Low vitamin D status is associated with a 3.6× higher stress fracture risk in Finnish military recruits.[151] US Naval recruits supplemented with 800 IU/day of vitamin D_3 and 2000 mg calcium reduced stress fracture incidence by 20%.[152] More data are needed, but it appears that vitamin D status relates to stress fracture risk, and supplementation, when warranted, may reduce this risk.
Gelatin and vitamin C/collagen Recommended dose is 5–15 g gelatin with 50 mg vitamin C.[153] Collagen hydrolysate dose is about 10 g/day.[154 155]	Increased collagen production Thickened cartilage Decreased joint pain	Gelatin and collagen supplements appear to be low risk. Few data available,[153–155] but increased collagen production and decreased pain seem possible. Functional benefits, recovery from injury, and effects in elite athletes are not known.
Anti-inflammatory supplements Curcumin (a constituent of the spice turmeric) is often ingested for anti-inflammatory effects at a dose of about 5 g/day. Tart cherry juice at a dose of about 250–350 mL (30 mL if concentrate) twice daily for 4–5 days before an athletic event or for 2–3 days afterwards to promote recovery	Anti-inflammatory effects Reduced symptoms of, or enhanced recovery, from muscle damaging exercise (eg, DOMS)	Decreases in inflammatory cytokines and/or indirect markers of muscle damage with anti-inflammatory supplements such as curcumin[156–158] and tart cherry juice (reviewed in refs [159 160]) have been reported. Anti-inflammatory effects may be beneficial, although benefits may be sport/training-specific. More research is needed before these compounds can be recommended to athletes.

DOMS, delayed-onset muscle soreness; mTBI, mild traumatic brain injury (concussion).

[그림 3-8] IOC 발간 자료 (출처: IOC Consensus statement)

[그림 3-8]은 Training Capacity와 회복 및 근육통이나 부상 방지에 도움이 될 것으로 크레아틴, HMB, 오메가3, 비타민D, 커큐민, 콜라겐 등을 제시한다. 일반적으로 약사님들도 알고 있는 내용이라 약국에서 상담에 무리가 없을 듯하다.

다음으로 [그림 3-10]은 NIH에서 제시한 운동선수의 수행력과 운동에 필요한 영양 성분들이다. 이것도 같이 참고삼아 보면 좋을 것이다.

Table 6 Supplements promoted to assist with physique changes: gain in lean mass and loss of body fat mass

Supplement	Proposed mechanism of action	Evidence for efficacy[25]
Gaining LBM*		
Protein Usually comprised isolated proteins from various sources (whey and soy most common) Recommended daily dose: 1.6 g protein/kg/day optimal (up to 2.2 g/kg/day with no adverse effects) Recommended per-meal doses: 0.3–0.5 g protein/kg (3–4 times per day and in close temporal proximity to exercise, with postexercise being consistently shown to be effective)	Enhances lean mass gains when ingested during programmes of resistance training due to increased provision of building blocks (amino acids) and leucine as a trigger for a rise in muscle protein synthesis and suppression of muscle protein breakdown	Meta-analyses focusing on younger and older participants have shown positive effects enhancing gains in muscle mass,[161 162] but effects are not large.
Leucine	Stimulates muscle protein synthesis and suppresses protein breakdown (possibly through insulin)	Short-term mechanistic data available,[137] but no long-term trials showing efficacy[163]
Losing fat mass†		
Protein From increased dietary sources or supplemental isolated proteins	Enhances fat mass loss and promotes retention of lean mass	Meta-analyses confirm small but significant effects of greater dietary protein in weight loss to enhance fat mass loss and promote lean mass retention.[164 165]
Pyruvate	No data	Small to trivial effect[166]
Chromium	Potentiates biological actions of insulin	No effect[167]
Green tea (polyphenol catechins and caffeine)	Thermogenic agent and/or lipolytic enhancing agent	Small to trivial effect[168]
α-Lipoic acid	No clear role, but possible antioxidant	Small to trivial effect[169]
Conjugated linolenic acid	Changes membrane fluidity favouring enhanced fat oxidation	Small to trivial effect[170]
Konjac fibre (glucomannan)	Water-soluble polysaccharide—dietary fibre	Small to trivial effect[171]
Omega-3 polyunsaturated fatty acids	No clear role, but possible appetite suppression, improved blood flow and/or modulator of gene expression	Small to trivial effect[172]
Chitosan	Lipid-binding agent to reduce lipid absorption	Small to trivial effect[173]

*In combination with a progressive resistance exercise programmes.
†In combination with an exercise-induced and/or diet-induced energy deficit.

Maughan RJ, et al. Br J Sports Med 2018;**52**:439–455. doi:10.1136/bjsports-2018-099027   449

[그림 3-9] IOC 발간 자료 (출처: IOC Consensus statement)

Table 1: Selected Ingredients in Dietary Supplements for Exercise and Athletic Performance*

Ingredient	Proposed Mechanism of Action	Evidence of Efficacy**	Evidence of Safety**
Antioxidants (vitamin C, vitamin E, and coenzyme Q$_{10}$)	Minimize free-radical damage to skeletal muscle, thereby reducing muscle fatigue, inflammation, and soreness	Several small clinical trials **Research findings**: Do not directly improve performance; appear to hinder some physiological and physical exercise-induced adaptations	Safe at recommended intakes; some safety concerns reported with high doses **Reported adverse effects**: Potential for diarrhea, nausea, abdominal cramps, and other gastrointestinal disturbances with vitamin C intakes of more than 2,000 mg/day in adults; increased risk of hemorrhagic effects with vitamin E intakes of more than 1,500 IU/day (natural form) or 1,100 IU/day (synthetic form) in adults; nausea, heartburn, and other side effects with coenzyme Q$_{10}$
Arginine	Increases blood flow and delivery of oxygen and nutrients to skeletal muscle; serves as a substrate for creatine production; increases secretion of human growth	Limited clinical trials with conflicting results **Research findings**: Little to no effect on vasodilation, blood flow, or	No safety concerns reported for use of up to 9 g/day for weeks; adverse effects possible with larger doses **Reported adverse effects**: Gastrointestinal effects, such as diarrhea and nausea

	hormone to stimulate muscle growth	exercise metabolites; little evidence of increases in muscle creatine content	
Beetroot or beet juice	Dilates blood vessels in exercising muscle, reduces oxygen use, and improves energy production	Limited clinical trials with conflicting results **Research findings**: Might improve performance and endurance to some degree in time trials and time-to-exhaustion tests among runners, swimmers, rowers, and cyclists; appears to be most effective in recreationally active non-athletes	No safety concerns reported for short-term use at commonly recommended amounts (approximately 2 cups) **Reported adverse effects**: None known
Beta-alanine	Increases synthesis of carnosine, a dipeptide that buffers changes in muscle pH, thereby reducing muscle fatigue and loss of force production; considerable individual variation in associated muscle carnosine synthesis	Numerous clinical trials with conflicting results **Research findings**: Inconsistent effects on performance in competitive events requiring high-intensity effort over a short period, such as team sports; little or no performance benefit in activities lasting more than 10 minutes	No safety concerns reported for use of 1.6–6.4 g/day for up to 8 weeks **Reported adverse effects**: Paresthesia (tingling) in face, neck, back of hands, and upper trunk with at least 800 mg or over 10 mg/kg body mass; pruritus (itchy skin)
Beta-hydroxy-beta-methylbutyrate (HMB)	Helps stressed and damaged skeletal muscle cells restore their structure and function	Numerous clinical trials with conflicting results **Research findings**: Might help speed up recovery from exercise of sufficient amount and intensity to induce skeletal muscle damage	No safety concerns reported for typical dose of 3 g/day for up to 2 months **Reported adverse effects**: None known
Betaine	Might increase creatine production, blood nitric-acid levels, or water retention in cells	Limited clinical trials in men with conflicting results **Research findings**: Potential but modest strength and power-based performance improvements in bodybuilders and cyclists	No safety concerns reported for 2–5 g/day for up to 15 days **Reported adverse effects**: None known
Branched-chain amino acids (leucine, isoleucine, and valine)	Can be metabolized by mitochondria in skeletal muscle to provide energy during exercise	Limited number of short-term clinical trials **Research findings**: Little evidence of improved performance in endurance-related aerobic events; possibility of greater gains in muscle mass and strength during training	No safety concerns reported for 20 g/day or less for up to 6 weeks **Reported adverse effects**: None known
Caffeine	Blocks activity of the neuromodulator adenosine; reduces perceived pain and exertion	Numerous clinical trials with mostly consistent results **Research findings**: Might enhance performance in endurance-type activities (e.g., running) and intermittent, long-duration activities (e.g., soccer) when taken before activity	Reasonably safe at up to 400–500 mg/day for adults **Reported adverse effects**: Insomnia, restlessness, nausea, vomiting, tachycardia, and arrhythmia; risk of death with acute oral dose of approximately 10–14 g pure caffeine (150–200 mg/kg)
Citrulline	Dilates blood vessels to increase delivery of oxygen and nutrients to skeletal muscle	Few clinical trials with conflicting results **Research findings**: Little research support for use to enhance performance	Few safety concerns reported for up to 9 g for 1 day or 6 g/day for up to 16 days **Reported adverse effects**: Gastrointestinal discomfort
Creatine	Helps supply muscles with energy for short-term, predominantly anaerobic activity	Numerous clinical trials generally showing a benefit for high-intensity, intermittent activity; potential variation in individual responses **Research findings**: May increase strength, power, and work from maximal effort muscle contractions; over time helps body adapt to athlete-training regimens; of little value for endurance sports	Few safety concerns reported at typical dose (e.g., loading dose of 20 g/day for up to 7 days and 3–5 g/day for up to 12 weeks) **Reported adverse effects**: Weight gain due to water retention; anecdotal reports of nausea, diarrhea, muscle cramps, muscle stiffness, heat intolerance

Deer antler velvet	Contains growth factors (such as insulin-like growth factor-1 [IGF-1]) that could promote muscle tissue growth	Few short-term clinical trials that show no benefit for physical performance **Research findings**: No evidence for improving aerobic or anaerobic performance, muscular strength, or endurance	Safety not well studied **Reported adverse effects**: Hypoglycemia, headache, edema, and joint pain (from prescription IGF-1); banned in professional athletic competition
Dehydroepiandrosterone (DHEA)	Steroid hormone that can be converted into testosterone and estradiol	Small number of clinical trials that show no benefit for physical performance **Research findings**: No evidence of increases in strength, aerobic capacity, lean body mass, or testosterone levels in men	Safety not well studied; no safety concerns reported for up to 150 mg/day for 6–12 weeks **Reported adverse effects**: Over several months, raises testosterone levels in women, which can cause acne and growth of facial hair
Ginseng	Unknown mechanism of action; *Panax* ginseng used in traditional Chinese medicine as a tonic for stamina and vitality; Siberian ginseng used to reduce fatigue	Numerous small clinical trials, most showing no benefit for physical performance **Research findings**: In various doses and types of preparations, no effects on peak power output, time to exhaustion, perceived exertion, recovery from intense activity, oxygen consumption, or heart rate	Few safety concerns reported with short-term use **Reported adverse effects**: For *Panax* ginseng: headache, sleep disturbances, and gastrointestinal disorders; for Siberian ginseng: none known
Glutamine	Involved in metabolism and energy production; contributes nitrogen for many critical biochemical reactions	Few studies of use to enhance performance directly **Research findings**: In adult weight lifters, no effect on muscle performance, body composition, or muscle-protein degradation; may help with recovery of muscle strength and reduce muscle soreness after exercise	No safety concerns reported with about 45 g/day for 6 weeks; safe use of up to 0.42 g/kg body weight (e.g., 30 g/day in a person weighing 154 lb) by many patients with serious conditions (e.g., infections, intestinal diseases, and burns) **Reported adverse effects**: None known
Iron	Increases oxygen uptake, reduces heart rate, and decreases lactate concentrations during exercise	Numerous clinical trials with conflicting results **Research findings**: Improved work capacity with correction of iron deficiency anemia; conflicting evidence on whether milder iron deficiency without anemia impairs exercise performance	No safety concerns reported for use at recommended intakes (8 mg/day for healthy men and postmenopausal women and 18 mg/day for healthy premenopausal women) **Reported adverse effects**: Gastric upset, constipation, nausea, abdominal pain, vomiting, and fainting at intakes above 45 mg/day
Protein	Builds, maintains, and repairs muscle	Numerous clinical trials **Research findings**: Optimizes muscle training response during exercise and subsequent recovery period	No safety concerns reported at daily recommended intakes for athletes of up to about 2.0 g/kg body weight (e.g., 136 g for a person weighing 150 lb) **Reported adverse effects**: None known
Quercetin	Increases mitochondria in muscle, reduces oxidative stress, decreases inflammation, and improves blood flow	Numerous small, short-term clinical trials **Research findings**: Little to no effect on endurance performance or maximal oxygen consumption	No safety concerns reported for 1,000 mg/day or less for up to 8 weeks **Reported adverse effects**: None known
Ribose	Involved in production of adenosine triphosphate (ATP)	A few small, short-term, clinical trials **Research findings**: Little to no effect on exercise capacity in both trained and untrained adults	Safety as a dietary supplement not well studied; no safety concerns reported for up to 10 g/day for 8 weeks **Reported adverse effects**: None known
Sodium bicarbonate	Enhances disposal of hydrogen ions generated from intense muscle activity, thereby reducing metabolic acidosis and resulting fatigue	Many small, short-term clinical trials **Research findings**: Might provide minor to moderate performance benefit for short-term and intermittent high-intensity activity, especially in trained athletes	No safety concerns reported for short-term use of up to 300 mg/kg body weight **Reported adverse effects**: Nausea, stomach pain, diarrhea, and vomiting

Tart or sour cherry	Phytochemicals in tart cherries may facilitate exercise recovery by reducing pain and inflammation	A few clinical trials with conflicting results **Research findings**: Variable results for aiding muscle strength recovery, reducing soreness, or reducing inflammatory effects on lungs after exercise; insufficient research on ability to improve aerobic performance	No safety concerns reported for about 1/2 quart of juice or 480 mg freeze-dried Montmorency tart-cherry-skin powder per day for up to 2 weeks **Reported adverse effects**: None known
Tribulus terrestris	Increases serum testosterone and luteinizing hormone concentrations, thereby promoting skeletal muscle hypertrophy	A few small, short-term clinical trials **Research findings**: No effect on strength, lean body mass, or sex hormone levels	Safety not well studied; no safety concerns reported at up to 3.21 mg/kg/day for 8 weeks **Reported adverse effects**: One case report of harm from product labeled but not confirmed to contain *Tribulus terrestris*

* References to support statements in Table 1 are provided in subsequent text.

** The evidence of efficacy and safety is for the individual ingredients. The efficacy and safety of these ingredients might be different when they are combined with other ingredients in a product or training plan.

[그림 3-10] NIH 발간 자료 (출처: https://ods.od.nih.gov/factsheets/ExerciseAndAthleticPerformance-HealthProfessional/)

NIH에서 보건의료 전문가를 위해 발간한 자료이며 근거 수준도 좋아서 인용이 많이 되고 있다. DHEA는 도핑금지약물이기 때문에 제외하고 살펴보자. 여기서도 항산화제와 베타알라닌, HMB, 크레아틴, 베타인, 카페인, 타트체리, 쿼르세틴(플라보노이드) 등을 확인 가능하다.

이 밖에도 철분, BCAA, 아르기닌, 시트룰린 등은 약국에서의 상담에 충분히 활용 가능할 것이다. 물론 지금도 취급하시는 분들이 많으리라 본다. 약국이 근거 중심의 보충제 상담 공간으로 인식이 바뀌길 희망하고 노력해본다.

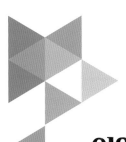

Chapter 3

의약품이 아닌 보충제의 위험성

앞서 언급한 건강기능식품이 아닌, 기능성을 표방한 유사 건강기능식품들이 많다.

일반식품이 건강기능식품인 것처럼 기능성을 표방하기 위해 불법 의약품 성분을 사용하는 경우도 있다. 수입 다이어트제품 또는 인터넷 사이트에서 한글 표시사항이 없는 제품 등은 주의해야 한다.

관리되고 있는 불법혼입성분	
발기부전개선 성분 (유사물질 포함)	바데나필, 타다나필, 유데나필, 실데나필, 아카린, 미로데나필, 호모실데나필, 홍데나필, 하이드록시호모실데나필, 아마노타다나필, 슈도바데나필, 하이드록시홍데나필, 디메칠실데나필, 잔소안트로필, 카보데나필, 피페리디노홍데나필, 치오실데나필, 아세틸바데나필, 하이드록시바데나필, 노르네오실데나필, 데메틸홍데나필, 디메틸치오실데나필
항비만 성분	펜플루라민, N-니트로펜플루라민, 에페드린, 시부트라민, 갑상선호르몬, 데스메틸시부트라민
당뇨조절 성분	글리벤클라마이드, 글리클라자이드, 클리피자이드
기타 성분	플루옥세틴, 카스카라사그다, 센노사이드, 페놀프탈레인, 요힘빈

[표 3-3] (출처: KADA)

외국에서 건강 피해가 보고된 부작용 사례를 몇 가지 설명하려 한다.

1. 다이어트용 제품

1) 변비 제거, 피부재생, 심혈관질환 해결책으로 사용

- 제품명: Slim 3 in 1, Super Fat Loss, Natural Slimming
- 부작용: 정신이상, 경련 등 발생

2. 헬스보충제 제품

1) 합성스테로이드 성분이 검출된 제품

- 제품명: 6-OXO, 1-AD
- 부작용: 혈전형성 등으로 발작, 장애 유발

3. 강장제(성기능 개선, 강화)

1) 당뇨치료제, 발기부전치료제 성분이 검출된 제품

- 제품명: Power 1Walnut, Counterfeit Cialis
- 부작용: 저혈당증, 혼수, 영구적 신경 손상 등 발생

2) 발기부전치료제 성분이 검출된 제품

- 제품명: Blue Steel, Natural Up, Actra-Sx, Nasutra, Neophase, Zimaxx
- 부작용: 당뇨병, 고혈압, 고콜레스테롤, 심장질환 환자가 복용하는 의약품에 포함된 성분(질산염)과 반응하여 혈압강하 등 위험 발생

또한 의약품이 아닌 보충제에도 도핑 성분이 포함되어 있을 수도 있다. 히게나민, 에페드린 등이 검출되어 도핑 적발 시 자격 정지 외에 경력 박탈까지 가능하다.

AAS복합상품도 존재한다. 에페드린, 인슐린, 인슐린유사성장인자(IGF; Insulin like Growth Factor)등이 포함되어 근육 강화 효과가 있는 식품이라고 팔리기도 한다.

AAS의 부작용 치료 및 경감을 목적으로

- 성기능장애, 여유증 치료를 위한 남성호르몬제제나 발기부전 치료제 등
- 간기능저하, 간암 등 치료를 위한 태반주사나 간기능개선제 등
- 혈당강하, 당뇨 치료를 위해 인슐린, IGF 등의 의약품 등

을 끼워 팔기도 한다.

이러한 제품을 복용하여 도핑 적발 시 선수에 대한 제재는 엄격하다. 일정 기간 자격 정지뿐만 아니라 경기 결과도 실효된다. 또한 획득한 메달, 점수, 상금도 몰수되며 도핑으로 제재받은 선수의 성명이 웹페이지에 게시돼 일반에게 공개되기도 한다.

그렇다면 우리나라에서는 도핑 처벌이 어떻게 이뤄질까?

한국도핑방지위원회(이하 KADA)의 도핑은 도핑방지규정의 제13조 1호~제11호까지의 항목을 위반하는 것을 뜻한다. 그 외에 제65조 제3항 제1호까지도 제재의 기준에 포함된다.

국내 도핑위반 선수에 대한 조항을 몇 가지 살펴보면 다음과 같다.

- 제13조 제1호, 선수의 시료 내에 금지약물, 그 대사물질 또는 표지자가 존재하는 경우 기본 자격 정지 기간 2년 또는 4년
- 제13조 제2호, 선수가 금지약물 또는 금지 방법을 사용 또는 사용 시도하는 경우 기본 자격 정지 기간 2년 또는 4년
- 제13조 제3호, 선수가 시료 채취를 회피 또는 거부하거나 시료 채취에 실패하는 경우 기본 자격 정지 2년 또는 4년(보호대상자 또는 레크리에이션 선수의 경우, 견책~2년)

- 제65조 제3항 제1호, 남용 약물을 경기기간 외에 섭취 또는 사용하였고 종목의 경기력과 무관했음을 증명할 경우 기본 자격 정지 기간 3개월(한국마약퇴치운동본부 마약류중독재활센터 중독 회복 프로그램 이수 시 1개월로 감경)

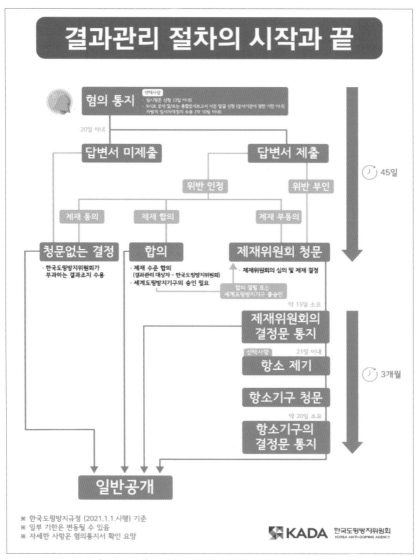

[그림 3-11] 결과관리 절차의 시작과 끝 (출처: KADA)

결과관리는 도핑방지규정위반 혐의 통지 이전 단계부터 해당 사건의 최종 결정에 이르는 모든 과정을 말한다. 혐의를 통지받은 선수 및 기타 관계자는 한국도핑방지위원회가 부과하는 제재를 받아들이거나 적합한 절차에 따라 이의를 제기할 수 있다.

KADA는 스포츠, 법률, 의학, 약학 등의 전문가로 구성된 제재위원회를 운영한다. 이들은 규정을 위반한 선수 및 관계자를 청문하고 제재 수준을 결정한다. 제재위원회의 결정은 원칙적으로 파기, 변경, 무효화 할 수 없다.

도핑 혐의를 통지받은 선수 및 기타 관계자는 청문의 권리를 가진다. 만약 기한 내로 청문 개최 의사를 표현하지 않을 시 청문의 권리를 포기한 것으로 간주될 수 있다. 항소도 청문 과정과 동일하다. 다만 국제경기대회와 관련한 사건은 스포츠중재재판소에만 항소할 수 있다.

앞서 말했듯 도핑 적발이 의약품 복용으로만 발생하는 것은 아니다. 선수들이 운동 능력 향상과 추가적인 영양 섭취를 위해 먹는 보충제에도 금지약물 성분이 들어있을 수 있다.

특히 고강도 훈련을 소화하기 위해 먹는 이른바 부스터용 보충제에는 '히게나민' 성분이 포함되는 경우도 있다. 히게나민은 금지약물 목록 S3 계열에 지정된 성분이다. 금지 성분인 히게나민은 한약제제인 부자, 세신, 연자, 정향, 산초 등에도 미량 함유되어 있다. 선수들이 한약을 보약, 식품 정도로 생각하고 복용했다가 도핑위반에 걸릴 수도 있다.

금지약물인 히게나민의 적발 횟수는 2016년에 보디빌딩에서 2건, 역도에서 1건, 럭비에서 1건 나왔고 그 이후인 2017년에는 1건 적발됐다. 도핑이 의약품이 아닌 일반 제품 복용으로 인해 일어날 수도 있다는 점을 시사한다.

이외에도 부스터 용도의 보충제에서 S6 계열 금지약물인 스트리크닌과 에페드린이 검출된 적도 있는 만큼 주의해야 한다.

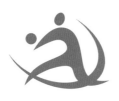

Part 4

금지약물의 정당한 사용,
치료목적사용면책(TUE)

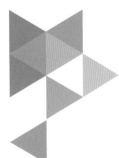

Chapter 1

도핑금지약물 조회 방법과
정당한 사용법 TUE

운동을 하면 승부욕이 생기기 마련이다. 승부욕은 경쟁에서 이기기 위한 자극제 역할을
한다. 하지만 과할 경우 스포츠윤리에 어긋난 행동을 하게 만든다. 그중 하나가 '도핑'이다.

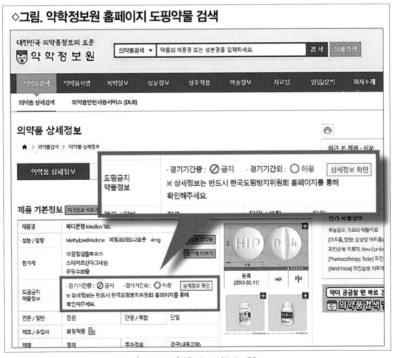

[그림 4-1] (출처: 약학정보원)

도핑은 약물을 주입해 쉽고 빠르게 운동능력을 높이려는 행위다. 도핑은 스포츠윤리에 위배되고 선수의 몸도 망가뜨린다.

도핑에 쓰이는 약물에는 특정 질환의 치료제로 사용되는 의약품도 많다. 약국에서 도핑 금지약물 목록을 전부 파악하기란 쉽지 않다. 질환 치료에 쓰이는 일반약 성분도 선수에게는 금지약물이 될 수 있고, 종목별로 금지하는 약물이 따로 있는 경우도 있다. 그래서 도핑 성분 문의를 받았을 때 난감할 수 있다. 하지만 쉽게 확인 할 수 있는 방법이 있다. 약학정보원 홈페이지, PM+20에서 금지약물 검색이 가능하다.

'경기기간 중' 혹은 '상시' 금지약물인지 확인 가능하다. 또한 한국도핑방지위원회 홈페이지에서도 성분명 또는 제품명 검색으로 도핑 약물을 파악할 수 있으니 참고 바란다.

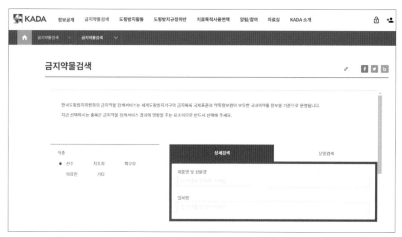

[그림 4-2] 한국도핑방지위원회 홈페이지 도핑 약물 검색 (출처: KADA)

그렇다면 운동선수는 무조건 약물을 복용해서는 안 되는 걸까? 치료 목적으로 약을 사용할 수 있는 방법은 없는 걸까? 그 방법이 치료목적사용면책이다.

치료목적사용면책(TUE; Therapeutic Use Exemption)은 도핑방지위원회로부터 치료 목적으로 해당 금지약물 또는 금지 방법의 사용을 승인받는 제도이다.

이를 통해 선수의 치료를 받을 권리를 보호할 수 있다. TUE 승인을 받은 선수는 금지된 약물 또는 방법을 사용하면서 경기에 참여할 수 있다. 국가도핑방지위원회에서 승인한 TUE는 전 세계적으로 국가수준에서 유효하다.

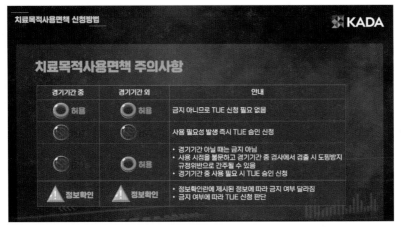

[표 4-1] 치료목적사용면책 주의사항(출처: KADA)

TUE는 '선수가 금지약물 또는 금지 방법의 사용이 필요한 의학적 상태'에 있을 때 허용된다.

- 임상 증거에 따라 진단된 질병 치료 목적

- 건강 상태 회복 이상의 추가적 경기력 향상을 일으키지 않아야 함

- 질병 치료에 사용 가능한 적절한 대체 치료가 없을 경우 등을 기준으로 한다.

다만 선수는 동일한 의학적 상태에서 동일한 금지약물 또는 금지 방법의 사용을 위해 한 번에 2개 이상의 TUE를 승인받을 수 없다. 도핑방지위원회가 부과한 요구사항이나 조건을 따르지 않는다면 TUE가 철회된다. 심사에서 불승인된 금지약물 또는 금지 방법을 사용하는 경우 '도핑방지규정 위반' 으로 간주될 수 있다.

TUE 신청은 사전과 사후로 나뉜다. 국제수준, 국가수준 선수와 프로스포츠 선수는 사전 신청이 원칙이다.

하지만,

- 응급치료 또는 긴급한 의료 조치가 필요한 경우

- 불충분한 시간, 상황으로 시료 채취 전 TUE 신청과 심사를 받을 수 없던 경우

- 경기기간 외 치료 목적으로 사용한 '경기기간' 중 금지약물이 도핑검사에서 양성으로 나타났을 경우 등에는 TUE 사후 신청을 할 수 있다.

사후 신청은 KADA로부터 검사를 받고 비정상 분석 결과 통지를 받았을 때, 그날로부터 근무일 기준 5일 이내에 KADA에 신청서를 제출해야 한다. 정당한 사유가 있는 경우 제출 기한은 연장 가능하다.

도핑 규정에 나와 있는 '치료'와 '의학적 상태'라는 단어 때문에 도핑은 의사만 신경 쓰면 된다고 여길 수 있다. 실제로도 TUE 신청서는 의사가 제출한다. 하지만 '금지약물', '금지물질'에 중점을 둔다면 약사의 역할을 간과해서는 안 된다. 약리활성을 내는 물질의 전문가는 약사이기 때문이다.

그렇다면 세계도핑방지위원회에서 규정한 금지약물의 국제 표준은 무엇일까? 앞서 언급한 바 있지만 다시금 언급하겠다.

■ 금지목록 국제표준

세계도핑방지위원회(이하 WADA)는 과학, 의료, 도핑방지 분야 전문가의 의견을 종합하여 금지 목록을 정했다.

기준은 다음과 같다.
- 경기력을 향상시키거나, 향상시킬 수 있는 잠재력을 가지고 있는 경우
- 선수의 건강에 실제적 또는 잠재적 위험이 되는 경우
- 스포츠정신에 위배되는 경우

이 금지 목록의 국제표준은 매년 개정된다.

WADA는 필요할 때마다 신속하게 개정하여 공표한다. 예측 가능성 확보를 위해 변경 여

부와 관계없이 매년 9월 30일 새로운 금지 목록을 공표한다. 개정안은 공표된 다음 해 1월 1일부터 시행된다.

도핑은 상시금지와 경기기간 중 금지로 나뉜다. 상시금지는 경기기간 전, 후 모두 복용을 금지하는 약물을 뜻한다. 규정에 따르면 '경기기간 중'은 선수가 참가하기로 예정된 경기의 전일 23시 59분부터 해당 경기 및 그 경기와 관련된 시료 채취 절차가 끝나는 시점까지의 기간을 말한다. 프로리그는 정규 시즌 및 포스트 시즌이 경기기간으로 간주된다.

경기기간 중 채취된 시료에 금지약물, 그 대사물질 또는 표지자가 존재하는 경우 해당 약물의 사용 시기를 불문하고 도핑방지규정 위반에 해당할 수 있다고 나와 있다. 그렇다면 치료를 위해 경기기간 중 복용이 금지된 약물을 경기기간 전에 먹으면 괜찮지 않을까? 바로 이때 약의 Wash-out Period(세척기간, 혹은 휴지기)를 생각해야 한다.

* Wash-out Period(세척기간)?

체내에 잔류하는 약물이 대사되어 완전히 배출되는 데 걸리는 기간을 말한다.

여기서 반감기($t_\frac{1}{2}$)가 중요하게 고려된다. 반감기는 약물의 제거 또는 일정한 주입이 진행되는 동안 체내에서 약물의 양이 $\frac{1}{2}$로 줄어드는 데 걸리는 시간을 의미하는 용어이다.

약물의 제거는 지수적(exponential)인 과정이기 때문에 약물이 절반으로 걸리는 시간은 ln2에 비례한다고 볼 수 있다. 첫 번째 반감기 후에 50%가 소실되고, 두 번째 반감기 후에는 75%, 세 번째 반감기 후에는 87.5%, 네 번째 반감기 후에는 90% 이상인 93.75%가 소실된다.

약물의 90%이상이 네 번째 반감기 후에 소실되므로 반감기의 4~5배 시간 정도를 Wash-out Period로 본다. 7번째 반감기에 99.3%가 소실되므로 5~7배한 시간을 체내 소실 기간, 체내 잔류 기간으로 보기도 한다. 10배 정도를 완전 소실 기간으로 본다. 다만 반감기가 신체 분포용적 및 개인차의 영향을 받기 때문에 약물이 반드시 예측한 대로 소실되는 것은 아니다. 그래서 WADA에서는 임상실험 결과를 근거로 하여 Wash-out Period의 정의를 다르게 내리고 있다.

Wash-out Period refers to the time from the last administered dose to the time of the start of the in-competition period (i.e. beginning at 11:59 p.m. on the day before a competition in which the athlete is scheduled to participate, unless a different period was approved by WADA for a given sport)

위처럼 경기 기간 중 금지 물질에 한해 마지막으로 약을 복용한 때부터 경기 기간이 시작하기 전까지 도핑 양성반응이 나오지 않는데 필요한 기간으로 정의한다. 이 정의는 단순계산이 아니라 임상실험 결과를 기반으로 한다.

예를 들면, S9 글루코코르티코이드는 경기기간 중 금지약물이다. 경기기간 전에 약물 치료를 중단했어도 도핑테스트에서 검출될 수 있다. Triamcinolone acetonide는 체내에서 약물이 배출되는 기간이 무려 30일이다. 이 성분으로 우리가 잘 알고 있는 애증의 약이 바로

Route	Glucocorticoid	Wash-out Period
Oral	All Glucocorticoids;	3 days
	Except: Triamcinolone acetonide	30 days
Intramuscular	Betamethasone; Dexamethasone; Methylprednisolone	5 days
	Prednisolone; Prednisone	10 days
	Triamcinolone acetonide	60 days
Local injections (including periarticular, intra-articular, peritendinous and intratendinous)	All Glucocorticoids;	3 days
	Except: Triamcinolone acetonide; Prednisolone; Prednisone	10 days

[표 4-2] 금지약물 Wash-out Period 예시 (출처: WADA GC Wash-out Table)

오라메디다. 아프타치도 있다. 이처럼 약국에서 처방전 없이 구매 가능한 일반의약품도 주의해야 한다.

스포츠 금지약물의 대부분은 질환 치료에 쓰이는 의약품이다. 치료목적으로 복용시 일반인이라면 복용에 아무 문제 없겠지만, 운동선수는 주의를 요한다. 잘못된 의약품 복용으로 인체에 유해할 뿐만 아니라 선수 생명이 끝날 수 있는 강력한 처벌을 받을 수 있다. 보건의료의 게이트키퍼로서 도핑방지에서도 약사의 역할이 강조되는 이유이다. 이런 약동학적인 측면을 고려할 필요가 있다. 그래서 약사의 역할이 중요하다.

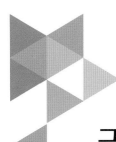

Chapter 2
급·만성 질환자의 관리와 TUE

1. 스포츠손상과 통증관리, 그리고 도핑

스포츠활동 중에 발생하는 손상을 스포츠손상이라고 한다. 운동선수들은 일반인보다 격렬한 상황을 더 자주 마주하므로 자연히 부상 빈도가 높다.

스포츠손상은 크게 급성(외상) 염증성, 과사용(퇴행성) 2가지로 나뉜다. 대부분 근골격계 손상이다. 일부 두부 경추, 요추부 및 상완신경층 손상 등 신경 손상이 있다. 개별적인 병리

부위	급성손상(Acute injuries)	과사용손상(Overuse injuries)
뼈(Bone)	골절(Fracture) 골막 타박상(Periosteal contusion)	스트레스 골절(Stress fracture) 뼈의변형(Bone strain), 피로반응(Stress reaction) 골염(Osteitis), 골막염(Periostitis) 골단염(Apophysitis)
관절연골	골연골(osteochondral)/ 연골골절(chondral fraction) 경미한 골연골 손상(Minor osteochondral injury)	연골병증(Chondropathy)(예: 연화, 섬유연축, 균열, 연골연화)
관절	탈구(Dislocation) 아탈구(Subluxayion)	활막염(Synovitis) 관절염(Osteoarthritis)
인대	염좌/찢어짐(등급Ⅰ-Ⅲ)(Sprain/tear (grades Ⅰ-Ⅲ)	염증(Inflammation)
근육	염좌/찢어짐(등급Ⅰ-Ⅲ))(Sprain/tear (grades Ⅰ-Ⅲ) 타박상(Contusion) 근경련(Cramp) 급성구획증후군(Acute compartment syndrome)	만성구획증후군(Chronic compartment syndrome) 지연성근통증(Delayed onset muscle soreness) 국소적조직비후/섬유화(Focal tissue thickening/fibrosis)
건	파열(완전 또는 부분)(Tear (complete or partial)	건병증(Tendinopathy)(부근염, 건초염, 건증, 건염 포함)
활액낭	외상성 활액낭염(Traumatic bursitis)	활액낭염(Bursitis)
신경	신경염좌(Neuropraxia)	포착신경병(Entrapment) 경도신경손상/자극(Minor nerve injury/irritation) 신경장력이상(Adverse neural tension)
피부	열상(Laceration) 찰과상(Abrasion) 자상(Puncture wound)	수포(Blister) 굳은살, 가골(Callus)

[표 4-3] (출처: KADA)

생리적 발생 이전에 통증관리에 맞게 치료하는 것이 중요하다.

세부적으로 스포츠손상을 위의 표처럼 구분할 수 있다. 스포츠손상의 통증관리 방법으로는 약(Medicine), 물리치료(Modalities), 주사(Injection) 3가지로 분류한다.

1) 약(Medicine)

- 비스테로이드성 진통소염제(NSAIDs)

- 트라마돌(Tramadol) 및 Opioid, 카나비노이드

- 국소적용제(Topical preparations)

- 항우울제(Anti depressant)

- 항경련제(Anti convulsant)로 나뉜다.

여기서 문제가 될 수 있는 건 경기기간 중 사용금지약물인 S7 마약, S8 카나비노이드이다. S7 마약은 Opioid 계열 약물이 해당한다. 의학적으로 진통제와 기침약 등에 사용된다. 아편, 모르핀 등 진통 작용과 수면 유도 작용이 있는 약물이다.

복용하면 호흡이 느려지거나 심지어 멈출 수도 있다. 의존증, 구강 건조증, 구역, 구토, 변비, 기면 등의 부작용을 가진다. 술, 수면제, 벤조다이아제핀, 항히스타민제 등과 병용 시 위험하다.

S8 카나비노이드는 우리나라에서는 불법이다. 대마(마리화나)를 가리킨다. 식욕, 수면 및 통증 조절에 사용한다. 기억, 기분 등

성분명	상표명
하이드로콘 (Hydrocodone)	비코딘(Vicodin), 롤셋(Lorcet), 롤탭(Lortab), 놀코(Norco), 조하이드로(Zohydro)
옥시코돈 (Oxycodone)	펄코셋(Percocet), 옥시코틴(OxyContin), 록시코돈(Roxicodone), 펄코단(Percodan)
모르핀(Morphine)	엠에스코틴(MSContin), 카디안(Kadian), 엠베다(Embeda), 아빈자(Avinza)
코데인(Codeine)	코데인함유 타이레놀(Tylenol with Codeine), 타이코(TyCo), 타이레놀 #3 (Tylenol #3)
펜타닐(Fentanyl)	듀라제식(Duragesic), 액티크(Actiq)
하이드로몰폰 (Hydromorphone)	딜러디드(Dilaudid)
옥시몰폰 (Oxymorphone)	오파나(Opana)
메페리딘 (Meperidine)	데머롤(Demerol)
메타돈 (Methadone)	돌로핀(Dolophine), 메타도스(Methadose)
부프레노르핀 (Buprenorphine)	서복손(Suboxone), 서버텍스(Subutex), 저브솔브(Zubsolv), 버나베일(Bunavail), 버트란스(Butrans)

* 헤로인도 마약성진통제(Opiod)입니다.

[표 4-4] 오피오이드(Opioid)계열 약물의 성분별 상표명

정신 행동에 영향을 미친다. 부작용으로 구강 건조, 두통, 오심, 어지럼증, 구토, 환각, 혈압 상승, 정신 이상, 빨간 눈, 성기능 장애가 생길 수 있다.

트라마돌의 경우 Mu-opioid 수용체에 작용하나 금지목록에 포함되지는 않았다. 그러나 WADA의 Monitoring Program에 포함되어 있다. 24년 1월부터는 금지목록으로 지정될 예정이다.

그 외 자주 쓰이는 약물인 NSAIDs는 도핑과 무관하다. NSAIDs는 스포츠통증에 흔히 처방되는 약물이다. 약국에서도 처방 없이 쉽게 구할 수 있다. 많은 선수가 스포츠손상 발생 시 통증 조절 목적으로 NSAIDs를 복용한다. 심지어 권장하진 않지만 운동 전 통증을 예방하기 위한 목적으로 경기 전에 복용하는 경우도 있다.

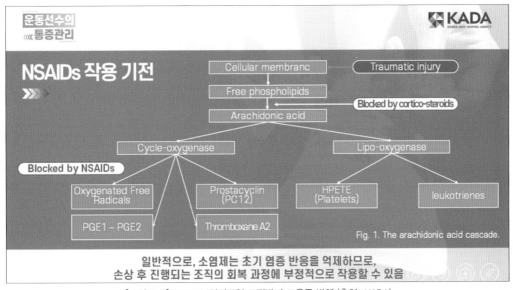

[그림 4-3] KADA 보건의료인 도핑방지 교육중 발췌 (출처: KADA)

NSAIDs는 다음 증상에 적응증으로 사용된다. 근육 손상, 골절(피로 골절) 및 만성 건 병증에서 사용하는 것은 권장하지 않는다.

인대 손상
• 급성 인대 손상에 효과. 초기에 일주일 이내 사용을 권장

- 빠른 경기 복귀를 도움. 장기적인 결과는 더 해로운 경우가 발생

건 손상

- 만성 과사용 손상에는 염증 소견이 없고 퇴행성 변화가 주된 조직학적 소견이므로 활액낭염이 동반됐을 때 외에는 소염제가 적응되지 않음
- 특히 건 손상에서 소염제 사용은 장기적인 이득이 밝혀진 바 없음. 조기 경기 복귀를 통한 과사용 유발과 약물 부작용 증가

뼈 손상

- PGE는 조골세포와 파골세포에 영향을 미쳐 골대사 평형 유지에 중요한 역할
- 소염제 사용은 골밀도 증가를 지연. 임상적으로 이소성 골화증 예방을 위해 사용
- 골절 후 일주간은 소염제를 사용하지 않도록 하고 다른 진통제 사용을 권장
- 피로 골절에서는 통증 조절 목적으로 소염제를 사용하지 않도록 함

근육 손상

- DOMS(Delayed Onset Muscle Soreness)의 예방에 일부 효과
- 심부 근육 손상 이후 이소성 골화증 예방을 위해 사용
- 기타 근육 손상에서 소염제의 이점은 아직 근거가 부족

일반적으로 알려진 소염제 복용의 부작용으로 위장 장애와 신장 장애가 있다.

최근 소염제가 근골격계 세포 대사와 성장에 해로울 수 있다는 연구가 보고됐다. 그 결과 손상 부위의 장기적인 회복 과정에 부정적인 영향이 있다는 근거가 점차 밝혀졌다. 손상의 종류와 통증의 정도에 맞게 최대한 단기간 사용을 권장한다.

2) 물리치료(Modalities)

　기능적 회복과 재활을 위해 신경계, 근육계 및 골격계에 맨손(Massage 및 Manipulation)이나 비침습적으로 열, 빛, 전자기파, 외력 등을 적용하여 치료 및 통증관리

3) 주사(Injection)

- 글루코코르티코이드 주사
- 프롤로 치료(Prolotherapy)
- PRP(Platelet-Rich Plasma)
- PDRN, DNA 주사로 나뉜다.

　S9 글루코코르티코이드는 경기기간 중 사용금지물질로 지정되어 있다. 대부분 초기의 스포츠 손상에서는 관절 및 건 주변에 스테로이드와 국소 마취제를 혼합하여 사용하였다. 부신피질호르몬으로써 강력한 항염증 작용 및 면역 억제제이다. 주사, 연고 및 복용약 등으로 많이 사용된다. 항염증 작용뿐만 아니라 혈당을 상승시키고 인지 및 각성을 도와준다. 체수분 조절에도 영향을 미친다.

　스포츠손상에서 급성 및 만성의 염증 상태를 치료하기 위해 부신피질호르몬제가 흔히 사용된다. 국소적인 주사 치료는 염증을 억제하고 부종을 감소시켜 통증을 줄인다. 급성 손상과 과사용 손상에 둘 다 사용된다(예. 아킬레스 건병증). 전신 효과로 에너지 생성에 관여한다는 논리로 경기기간 중 금지물질로 지정되었다.

　또 당신생(Gluconeogenesis)으로 아미노산과 지방산을 동원하여 당을 생성한다. 그래서 운동 능력을 증가시킨다는 믿음이 1960년대부터 내려져 왔다. 하지만 아직 가설일 뿐이고 입증된 바는 없다. 오히려 전신 부작용으로 주의가 요구된다. 혈당이 상승하고 피부가 변화하며 골다공증이 올 수도 있다. 그 외 체중 증가, 기억력 감퇴, 집중력 감소, 근육 소실, 녹내장, 백내장 등을 주의해야 한다.

WADA WORLD ANTI-DOPING AGENCY APPROVES TREATMENT OF OLYMPIC ATHLETES WITH PRP (PLATELET RICH PLASMA)

By Valet Health / March 20, 2012

A sign that PRP may be here to stay... The governing body the World Anti-Doping Agency (WADA) clarified their stance on use of PRP in professional athletes. Initially they had no opinion as the use was minimal amongst athletes. However word began to spread about this natural based therapy that can potentially accelerate healing utilizing the patients own healing capacity. Then the WADA made a decision that athletes could receive the treatment if they file the appropriate paperwork; a therapeutic use exemption (TUE). Later PRP use was restricted to tendons or the muscle tendon junction. It was presumed that PRP & the growth factors associated with it may promote muscle hypertrophy (growth), thus would be considered a performance enhancing drug.

This made little sense to practicing physicians, because no literature has proven that PRP has any systemic effects other than promoting local healing. Therefore the WADA as of Oct 2010 reversed it's stance on PRP, allowing athletes unrestricted use of this emerging therapy. The treatment has become very popular amongst elite athletes but is growing even faster in recreational athletes & "weekend warriors." Hopefully without the restrictions & increased exposure, more controlled trials will emerge. Many professional sports look to the WADA to influence their particular guidlines.

[그림 4-4] (출처: https://www.orthohealing.com/wada-reverses-restrictions-of-treating-olympic-athletes-with-prp-platelet-rich-plasma/)

주사제 Prolotherapy와 PRP 치료는 도핑과 무관하다. 프롤로 요법(Prolotherapy)의 작용 기전은 불명이다. 가설로는 국소적 자극으로 인한 염증 반응 물질 증가, Growth Factor 분비 자극, 혈관 강화 등이 제기되고 있다.

느슨해진 인대를 강화한다는 가설도 있으나 입증되지 않았다. 관절강 내, 건 부차 부위 및 인대 주변에 시행하는 자극제(Irritant) 주사이다. 주목적은 통증 완화이다. 적응증으로 다음의 질환이 있다.

Chronic LBP(Low Back Pain)

- 천장관절 이상, 퇴행성 디스크 질환, Coccygodynia(미골통)
- Cochrane review의 결론(2007), Prolotherapy는 다른 요통 치료 방법들과 병행하는 경우 증상 완화 및 기능 호전에 도움이 될 수 있다.

Tendinopathies(건병증)

- 대표적인 과사용 증상이다. 건염과는 다르다. 주요 병리기전은 퇴행성 변화와 혈관 신생이다.
- 아킬레스건, 슬개(골)건, 외측상과염(테니스엘보), 족저근막염, 내측인대 불안정, 만성 발목관절 불안정 외상성 관절염으로 무릎, 발목, 손가락 등에 사용된다.

PRP는 Platelet-Rich Plasma 주사를 말한다.

퇴행성 병변에 성장 인자를 주사하여 자연 회복을 돕는 치료 방법이다. 혈액 성분에 포함되어 있는 혈소판을 이용한다. 혈소판이 활성화되면 여러 가지 성장인자가 유리되는데 농축된 혈소판을 이용하여 고농도의 성장 인자 형태로 병변에 직접 주사하는 것이다. 농축된 혈소판에 비례하여 성장인자가 증가하고, 이는 조직 수복에 그만큼 더 큰 효과를 보인다. WADA에서 선수의 PRP치료가 운동수행능력 향상 및 도핑과 무관하다고 승인한 바 있다.

경기기간 중에 S7과 S9의 금지약물을 사용해야만 하는 환자가 있을 수 있다. 그 환자들은 경기기간 중엔 치료를 포기해야 하는 걸까? 불가피하다면 TUE 승인을 받으면 된다.

TUE의 승인기준 3가지

- 사용하지 않으면 선수의 건강에 문제가 생기는가?
- 질병 회복 외에 경기력 향상이 없는가?
- 합리적인 대체 약물이 없는가?

운동선수의 근골격계 통증관리 관련 3건의 한국도핑방지위원회(KADA) TUE 사례를 소개한다.

사례1) 1988년생 여성 빙상 종목 선수가 고관절 부위 통증으로 TUE를 신청했다. 제출 자료는 TUE 신청서 및 진단서와 MRI검사 결과 건염으로 나온 결과지, 진료기록으로 2~3일간 물리치료를 받은 내역과 한의원 치료내역을 제출했다.

Predisolone 2.5mg 경구투약 3일을 복용하였고 대체약물은 사용한 적이 없었다. 그 결과 합리적인 대체약물이 있음에도 사용하지 않았으므로 TUE가 승인되지 않았다.

사례2) 1970년생, 남성 장애인 육상선수가 강직성 하반신 마비와 신경인성 통증으로 TUE를 신청했다. 제출자료는 TUE 신청서 및 의사진단서, 지난 1년간 재활치료 기록 으로 진통제 투약기록 및 통증기록 포함한 기록을 제출했다.

Oxycodone 10mg 경구투약 1일 2회로 평생 복용해오던 환자다. 당연히 사용하지 않으 면 통증으로 인해 건강에 문제가 생긴다. 마약성 진통제 이외의 합리적인 대체약물도 없다. 통증관리 이외에 질병관리 목적 말고는 경기력 향상에 관여하지 않는다. 그래서 TUE가 사전 승인으로 1년 승인되었다.

사례3) 1994년생 여성 프로골프 선수가 급성 충수돌기염, 수술 후 통증관리로 TUE를 신청했다. 일반적으로 맹장염이라고 흔히 말하는 그것이다. 제출자료로는 TUE 신청 서 및 의사진단서, 수술기록과 진료기록 및 투약기록을 제출했다.

Fentanyl PCA(정맥투여)로 1500mcg 2일간 지속 주입을 받았다. 정맥주사와 마약성진 통제라는 2가지 점에서 금지된다. 하지만 맹장염 통증을 참을 수 있을 리가 없다. 또한 다른 진통제 투여는 효과가 없다.

수술 후 통증관리로만 사용하고 그 이상의 경기력 회복 목적에서 사용한 것도 아니다. 따라서 사용기간에 대한 사후 승인으로 TUE가 승인되었다.

2. ADHD 운동선수의 약물치료와 TUE제도

ADHD(주의력결핍 과다행동장애)를 지닌 운동선수의 약물치료는 어떻게 진행될까?

이번에는 ADHD 운동선수의 치료방법과 이 과정에서 주의해야 할 금지약물 및 활용할 수 있는 치료목적사용면책(TUE) 제도를 알아본다.

1) ADHD의 정의와 발병 원인

ADHD란 Attention Deficit Hyperactivity Disorder로 '주의력결핍 과다행동장애'를 줄인 말이다. 뇌 전두엽의 발달과 연결에 문제가 생기는 질환이다.

유전-환경 상호작용 문제로 인한 뇌 발달의 문제가 발병의 핵심 원인이다. 서울대학교병원 ADHD 유전자 DB 확보 실험을 통해 유전이 발병의 큰 원인 중 하나라는 게 확인됐다. 정상군 142명의 검체와 ADHD 환자군 235명의 검체를 대상으로 혈액, DNA의 WGS(Whole Genome Sequencing)분석을 수행했다. 그 결과 환자군의 유전자 돌연변이 정보(위치, 돌연변이 형태 등)를 볼 수 있었다.

발달과정에서의 환경독성 노출도 발병의 큰 원인이다. 플라스틱이 주요인이며 환경호르몬으로 불리는 Phthalate류가 원인이다. 대사물인 MEHP, MEOP, MNBP도 포함된다. 이들로 인한 대뇌피질과 전두엽의 발달저하는 이미 알려진 바 있다.

2) ADHD의 증상과 진단

ADHD는 아동기 발병 후, 청소년기와 성인기에 걸쳐 증상과 기능 장애가 지속된다. 대개 12세 이전에 발병한다. 아동의 5~10%에게서 ADHD가 나타나고, ADHD 아동의 70%는 청소년기까지 지속된다. 그리고 ADHD 청소년의 70%가 성인 ADHD로 연결된다. 즉 ADHD 아동의 약 50%는 성인까지 증상이 지속된다는 것이다.

ADHD의 증상은 대표적으로 부주의, 충동성, 과잉행동 3가지 증상으로 나뉜다.

세부적으로

- 집중을 못 하고 주의가 산만
- 욕구에 대한 인내심 부족
- 높은 교통사고 발생률
- 안절부절하고 목적 없는 행동 발생

등의 증상이 동반된다.

ADHD 진단은 증상을 비롯해 유년기의 학적부, 가족 의견 등을 바탕으로 최소 1주일 이상 탐문하여 내린다. 그 외 DSM-V 등을 통해 점수를 매기고 최종적으로 ADHD로 진단한다.

3) ADHD 운동선수의 치료 방법

ADHD 환자의 7~80%는 약물치료로 호전을 보일 정도로 효과가 좋다. 또한 대인 관계를 원만하게 하기 위한 인지행동 치료도 많이 사용한다. ADHD 환자의 치료에 사용하는 약물은 크게 2가지로 나뉜다. 중추신경자극제(Stimulants)와 비중추신경자극제(Nonstimulants)이다.

(1) 중추신경자극제

- Methylphenidate
- *d*-Amphetamine
- Adderall

중추신경자극제는 메틸페니데이트, 암페타민 등이 속한다. 국내에서는 메틸페니데이트만 합법이다. 암페타민 계열은 국내에서 불법이다. 따라서 메틸페니데이트만이 유일한 각성제 계열 ADHD 치료제라 할 수 있다. 이 약물들은 S6 흥분제 계열 도핑금지물질인 만큼 주의해야 한다.

메틸페니데이트는 리탈린, 콘서타의 주성분이다. 리탈린의 속방형은 4~6시간, 콘서타 같은 서방형 제제는 10~14시간 동안 지속될 수 있다. 머리카락 및 모낭에는 30일에서 최대 90일까지, 타액과 소변엔 3일 정도 성분이 남을 수 있다. 반감기는 1~4시간, 음식물이나 건강상태, 연령, 신장 배설상태를 고려할 때 수용성인 메틸페니데이트의 Wash-out Period는 1~3일 정도로 볼 수 있다. 하지만 개인차가 클 수 있으므로 참고삼아 생각해 두기만 하자.

암페타민과 다르게 도파민의 재흡수만 막는 NDRI이고 분비를 촉진시키진 않는다. 식욕저하와 우울감, 수면장애가 빈번하게 발생한다. 일반 체육 분야뿐만 아니라 E-스포츠에서까지 경기력 향상 약물로 지정돼 관리 중이다.

(2) 비중추신경자극제

- Atomoxetine
- Clonidine, Guanfacine
- Bupropion
- Modafinil

이 분류의 약은 Guanfacine을 제외하고, 모두 국내에서 합법이다.

비중추신경자극제 중 Modafinil제제는 약한 Stimulants 로 분류된다. 이 역시 S6 금지물질이다. 국내에서는 모다닐 정과 프로비질 정이 처방되고 있다.

Atomoxetine은 스트라테라가 시판되고 있다. 부작용이 적지만 아무래도 각성제 계열 약물보다 학습능력 개선이 안 되는 단점이 있다.

Clonidine은 캡베이가 시판되고 있으며 고혈압에도 사용한다. 틱장애, 불안장애, 약물중독의 치료에도 사용한다. 메틸페니데이트의 부작용을 개선하기도 한다.

Bupropion은 웰부트린이 시판되고 있으며 우울장애와 금연보조제로도 사용된다. 유일하게 성기능 장애가 거의 없는 항우울제로 유명하다. 기전 상 SSRI와의 차이에서 기인한다.

중추신경자극제에 비해 비중추신경자극제의 효과는 많이 떨어진다.

ADHD 성인은 약물 외에 인지행동 치료도 중요한 과정이다. ADHD 성인은 비관적, 외부 통제 불능, 무기력, 좌절감의 특징을 갖고 있다.

약사는 환자의 인지행동치료 시 ADHD와 동반증상에 대한 설명을 해야한다. 중립적인 태도에서 벗어나 적극적인 격려, 인간으로서의 환자를 이해하려는 노력을 할 필요가 있다. 치료가 잘되도록 옆에서 보좌해주는 코치의 역할을 잘 수행해야 한다.

4) ADHD 환자인 선수의 TUE 승인 케이스

금지약물의 치료목적사용면책제도 승인기준은 앞서 밝힌 바 있다.

다음은 한국도핑방지위원회 보건의료인 도핑 교육에 나온 사례다. 운동선수의 ADHD 치료 시 약물 사용과 TUE에 관한 사례이다.

사례1) 2005년생 학생 남성 육상선수의 케이스다. 수 년전부터 ADHD 진단을 받고 메틸페니데이트 10mg을 1일 1회 1년 이상 경구투약했다. 약물 복용을 하지 않으면 훈련 및 일상생활에 지장을 받았다. 제출서류로 TUE 신청서 및 진단서, DSM-V 진단기준 체크리스트, 지난 1년간 외래 진료 기록, 심리평가보고서를 제출했다.

TUE 승인 기준을 적용해 본다. 사용하지 않으면 훈련 및 일상생활에 지장을 받는다는 점을 진단서류로 입증했다. 따라서 1번 조건을 충족한다. 경기력 향상 약물이지만 질병회복 외에 추가적인 경기력 향상을 노려서 복용한 것은 아니다. 그러므로 2번 조건도 충족한다. 국내에서는 메틸페니데이트 외에 적절한 대안이 없다. 그 결과 3번 조건도 충족한다. 이 선수는 1년 사전 승인으로 TUE가 승인되었다.

ADHD는 약물치료가 필수 불가결하다. 도핑은 도핑금지물질 및 방법의 관리와 사용이 문제시되는 것이다. 약리활성을 가진 물질의 전문가는 다름 아닌 약사이다. ADHD 환자의 코치와 서포터 역할로서 약사를 배제할 수 없다.

3. 당뇨병을 앓는 운동선수, 인슐린과 도핑의 연관성

30세 이상 성인의 당뇨병 유병률은 지난 2016년 기준 14.4%이다. 인구수를 적용할 경우 501만명이다. 대한당뇨병학회는 2010년 이전까지는 약 320만명, 2011년은 400만명의 유병 인구수를 기록했다고 밝혔다. 이는 인구변화를 감안하면 지속적으로 증가하는 추세라고 설명했다.

1) 1형·2형 당뇨병과 인슐린 역할

당뇨병은 크게 1형과 2형으로 분류한다. 1형 당뇨는 인슐린을 분비하는 췌장의 β세포의 문제로 인슐린이 분비되지 않아 발생한다. 2형 당뇨는 인슐린의 저항성 문제로 인슐린이 제대로 기능하지 못해서 나타난다.

인슐린의 역할은 혈당을 낮추는 것이다. 간과 근육 세포의 포도당 흡수를 늘리고, 간에서 포도당을 글리코겐으로 합성·저장하며 신생합성을 억제한다. 또한 근육 및 지방조직에서 지방이나 단백질을 합성하고 분해를 억제함으로써 에너지를 저장한다. 즉 인슐린은 혈중 에너지원으로 활용 가능한 물질을 사용해 동화작용, 몸을 성장시키는 역할을 한다. 단백질 동화뿐 아니라 지방합성도 포함한다. 이러한 기능 때문에 인슐린이 도핑 목적으로 쓰이기도 한다.

당뇨환자가 아닌데 도핑 목적으로 인슐린을 맞으면 '저혈당 쇼크'가 올 수 있다. 식은땀, 빈맥, 심계항진, 심하면 혼수상태까지 이를 수 있다. 그래서 인슐린 주사를 맞은 후엔 포도당 수용액이나 게이너 같은 음료를 마신다. 저혈당을 방지하기 위한 것이다.

그 밖에도 도핑목적으로 인슐린 사용 시 고인슐린혈증에 의해 인슐린 저항성이 높아질 수 있다. 이는 나중에 당뇨로 이어질 수 있다. 그래서 인슐린은 꼭 필요한 환자만이 사용할 수 있도록 해야 한다.

당뇨병 약은 크게 경구용 혈당강하제와 인슐린으로 나눌 수 있다.

경구용 혈당강하제도 작용하는 기전에 따라 여러 가지로 나눌 수 있다.

- 췌장 β세포의 인슐린 분비를 촉진시키는 Sulfonylurea, Meglitinide 계열
- 간의 신생합성을 억제하고 말초 인슐린 저항성을 개선하는 Biguanide 계열
- 위장관의 다당류 흡수와 식후혈당 상승을 억제하는 α-glucosidase 억제제
- 근육, 간 등의 인슐린 감수성을 개선해 포도당 세포 흡수를 돕는 Thiazolidinedione
- 인슐린 분비를 촉진하는 인크레틴 호르몬을 분해 못하게 막는 DPP-4 억제제
- 신장에서 포도당의 재흡수를 억제해서 혈당을 떨어뜨리는 SGLT-2 억제제가 있다.

이 경구용 혈당강하제는 모두 도핑 관련 금지약물이 아니다. 그러므로 TUE 신청이 필요하지 않다.

2) 상시금지약물 '인슐린'

1형 당뇨병은 인슐린 주사제가 필수이다. 임신성 당뇨로 판정받아 일주일 동안 측정한 혈당의 30% 이상이 목표 혈당보다 높을 경우, 스트레스 상황에서 급성으로 혈당 상승의 경우 등이 있다.

2형 당뇨병은 경구용 혈당강하제로 조절이 안 될 경우 기저인슐린을 추가할 수 있다. 기저인슐린을 사용하는 이유는 용량 조절이 쉽고 저혈당 위험이 낮아서이다. 다만 기저인슐린이기 때문에 속효성 인슐린처럼 식후 고혈당을 조절해주지 못한다. 따라서 식후혈당보다 공복혈당이 상승되어 있는 환자에게 적절하다고 볼 수 있다. 기저 인슐린과 경구약제를 병용하는 경우 경구약제의 기전에 따라 장단점이 있다. 환자의 상태에 따라 적절하게 투여해야 한다.

인슐린은 경기기간과 상관없이 상시금지약물이다. 당뇨를 앓고 있는 운동선수가 인슐린

사용을 필수적으로 해야한다면 반드시 TUE 신청을 해야 한다.

TUE는 한국도핑방지위원회에 신청 가능하다. 위원회는 선수의 약물 사용을 지속적으로 모니터링하기 위해 최대 승인 기간을 1년으로 한다. TUE는 그래서 1년마다 갱신해야 한다.

다음은 당뇨병을 앓는 운동선수의 TUE 사례이다.

TUE의 기준은 앞서 여러번 말했으므로 생략하겠다.

사례1) 1988년생, 남성, 보디빌딩 선수, 15년 전 1형 당뇨 진단 후 인슐린 치료 중
- 제출자료: TUE 신청서 및 진단서, 검사결과(최근 3개월 이내 당화혈색소, 공복혈당 등) 진료기록 및 약물 사용 내역(인슐린 처방 용량 기재)
- 처방: 인슐린 Degludec / 피하 / 12단위 / 1회(일)

  인슐린 Aspart / 피하 / 5단위 / 3회(일)
- 승인 여부: 승인

사례2) 2010년생, 여성, 체조선수, 1형 당뇨
- 제출자료: 사례1)과 동일
- 처방: 인슐린 Degludec / 피하 / 30단위 / 1회(일) / 평생

  인슐린 Lispro / 피하 / 10단위 / 3회(일) / 평생
- 승인 여부: 승인

사례3) 1994년생, 여성, 육상선수
- 사유: 2형 당뇨 (급성 충수돌기염, 수술 후 통증관리, 혈당이 올라서 약을 써야 하는 데 경구용 혈당강하제를 써도 되는지)
- 처방: Glimepiride / 2mg / 경구 / 1회 (일)
- 승인 여부: 승인 / 경구용 혈당강하제는 TUE 대상이 아니기 때문에 승인

사례4) 1990년생, 여성, 보디빌딩 선수

- 사유: 30살에 갑자기 1형 당뇨 판정, 인슐린과 경구약제 메트포르민으로 혈당관리 중

- 제출자료: 사례1)과 동일

- 처방: 인슐린 Glargine / 피하 / 20단위 / 1회(일)

  인슐린 Aspart / 피하 / 6단위 / 3회(일)

  글루코파지 XR 1000mg / 2회(일)

- 승인 여부: 승인

4. 성장호르몬(GH) 주사요법

성장호르몬은 뇌 시상하부의 자극을 받아 뇌하수체에서 분비된다. 인체를 성장시키는 여러 작용을 한다. 소아, 청소년기에 많이 분비된다. 나이가 들면서 자연적으로 성장호르몬 분비량은 줄어들게 된다.

성장호르몬 결핍은 정상적인 성장에 영향을 미친다. 별다른 원인 없이 성장호르몬이 결핍되는 상태도 있지만, 뇌하수체 기능 저하, 터너 증후군 등으로 발생할 수도 있다.

성장호르몬의 특징은 별다른 자극 없이도 일정한 주기성을 가지고 분비되는 것이다. 이것은 성장호르몬을 분비하도록 자극하는 성장호르몬방출호르몬(GHRH) 또한 주기성을 갖기 때문이다. GHRH는 생체 시계와 맞물려 주기성을 갖고 분비된다.

성장호르몬 주사는 주로 성조숙증이나 저성장인 아이에게 사용된다. 선형 성장 속도와 전체적인 높이를 증가시키기 위한 목적으로 가장 많이 사용된다. 성인은 어린 시절 성장 호르몬 결핍 진단을 받았거나 질병이 원인이 되는 경우도 있다. 뇌하수체 질환의 병력이 있어야 처방된다.

성장호르몬 주사는 피하 또는 근육주사 두 가지로 가능하다. 피하주사인 경우가 많다. 환자에 따라 kg 혹은 체표면적 당 어느 정도 용량을 투여해야 하는지 결정하여 처방하게끔 한다.

참고로 건강보험이 적용되는 투약기간은 만 2세부터 골단(성장판)이 닫히기 전까지다. 골 연령이 여성의 경우 14~15세, 남성의 경우 15~16세의 범위 안에서 적용된다. 이 범주 내에 포함되더라도 여성의 경우 신장이 153cm, 남성은 165cm 초과되면 비급여로 전환된다.

성장호르몬이 운동능력향상에 미치는 영향은

- 칼슘흡수와 뼈 강화
- 단백질합성 증가 및 근육 강화
- 지방분해
- 면역체계 강화
- 인슐린 유사 성장 인자(IGF-1) 합성 촉진
- 혈당치 증가

등이 있다.

1) 성장호르몬과 TUE

실제 체육 현장에서는 또래보다 키가 작은 학생 선수가 키 성장을 위해 운동을 시작하고 선수 생활까지 이어지는 경우가 많다. 질병으로 인정받을 수 있는 성장호르몬 결핍은 TUE 승인사례가 있다.

질병 치료 목적이 아닌 단순 키 성장을 위한 TUE 사용은 승인되지 않는다. 대부분 성장기에 있는 어린 선수들이기에 성장상태를 지속적으로 모니터링해야 한다. 그래서 TUE 승인은 최대 1년이고 시효 만료 이전에 재신청해 승인받아야 한다.

국내 '성장 클리닉' 등에서 정밀검사 없이 성장호르몬을 처방하는 경우가 간혹 있다. 이런 경우 선수 및 학부모들은 주의를 해야 한다.

사례1) 키가 작았던 유소년 선수 A의 어머니는 코치와 상담 후 병원에서 성장호르몬을 처방받았다. A는 어머니가 약을 구해왔지만 불안한 마음에 서랍에 넣어두고 복용하지 않았다. 며칠 뒤, 한국도핑방지위원회(KADA)로부터 도핑방지규정위반 혐의로 연락을 받았다. 'KADA 정보활동'을 통해 A의 금지약물 구매 사실이 확인되었던 것이다.

A는 약물을 사용하지 않았다고 했지만 제재를 피할 수 없었다. 약물을 사용하지 않더라도 금지약물을 보유했다면 도핑 규정을 위반한 것이기 때문이다. 또한 A가 보유하지 않겠다고 의사를 명확히 하지 않았다. 코치에게 사용법을 직접 들은 후 소지하고 있었기 때문에 고의성이 입증되었다. 선수자격 정지 4년, 즉 최고 제재를 받았다.

이 같은 사례에서 보았듯 의도치 않게 금지약물을 보유하게 된 경우 KADA에 '보유할 의사가 전혀 없다는 점'을 구체적으로 입증해야 한다. 특히 금지약물을 구매하는 것은 약물 보유로 도핑 위반에 해당한다. 약물의 수령 전이거나 타인이 받았더라도 그 자체만으로 보유에 해당하기에 꼭 기억해야 한다.

2) 성장호르몬과 암(Cancer)

성장호르몬은 뼈를 강화하고 AAS처럼 근육을 키운다. 또한 지방 감소와 AAS 사용 시 약해지는 면역력을 강화하는 등 장점이 많다. AAS보다 부작용이 많지도 않기 때문에 운동선수들이 관심을 가지는 도핑제제 중 하나이다. 다만, 당뇨 발생 가능성이 높아지며 도핑제제 중 가장 고가이기 때문에 접근하기 쉽지 않다.

성장호르몬은 암을 유발하는 것으로도 알려져 있다. 과거 성장호르몬 치료를 받았던 환자들에서 대장암과 전립선암 발생이 증가했다는 보고가 있다. 백혈병의 한 종류인 호지킨 림프종(Hodgkins Lymphoma) 역시 성장호르몬과 관련 있다.

윤리적 이유로 이에 대한 대규모 연구를 시행할 수 없어 정확히 결론 내릴 수 없다는 걸 앞서 밝힌 바 있다. 하지만 세포의 성장을 촉진하는 성장호르몬의 성질을 생각해보면 암세포의 성장을 빠르게 할 수도 있는 것이 전혀 이상하지 않다. 근육을 얻으려다 병도 얻을 수

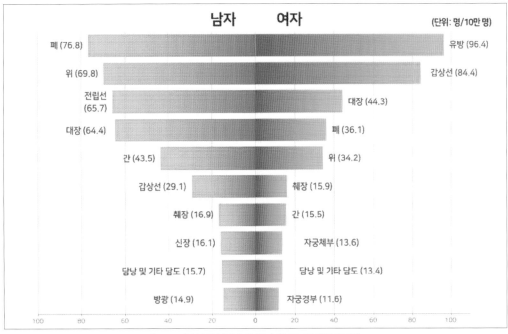

남자 　여자

(단위: 명/10만 명)

폐 (76.8)　유방 (96.4)
위 (69.8)　갑상선 (84.4)
전립선 (65.7)　대장 (44.3)
대장 (64.4)　폐 (36.1)
간 (43.5)　위 (34.2)
갑상선 (29.1)　췌장 (15.9)
췌장 (16.9)　간 (15.5)
신장 (16.1)　자궁체부 (13.6)
담낭 및 기타 담도 (15.7)　담낭 및 기타 담도 (13.4)
방광 (14.9)　자궁경부 (11.6)

[표 4-5] 2020년 남녀 암 통계 (출처: 국가통계포털)

있다는 점을 인지해야 한다.

5. 여성선수들의 약물 사용과 TUE

남녀 성별에 따라 주로 발생하는 질환이 다른 경우가 있다. 대표적으로 암의 경우가 그렇다. 남자는 위, 폐에서 발생률이 높은 반면 여성은 유방과 갑상선에서 많이 나타난다. 그렇다면 암 치료에 쓰이는 약물은 금지약물일까? 또한 여성선수들의 경구피임약 복용은 도핑에서 안전할까? 여성선수들의 약물 사용에 대해 알아본다.

1) 유방암 치료약물과 도핑

[표 4-5]에서 볼 수 있듯 여성은 유방암과 갑상선암에 걸리는 경우가 제일 많다. 그렇다면 여성선수가 암 치료를 위해 금지된 약물을 처방받았다면 어떻게 해야 할까? 유방암에 걸린 여성선수의 사례를 살펴보자.

사례1) 27세의 여성선수 A는 좌측 유방에 멍울이 생기자 유방외과에 내원해 초음파 및 조직검사를 받았다. 그 결과 침습성 유관암이라는 진단을 받았다. A는 외과적 절제술 후 치료 약물로 '타목시펜'을 처방받았다. 치료 후 몸이 어느 정도 회복되자 선수생활을 시작하기로 결정했다.

하지만 A가 처방받은 타목시펜(Tamoxifen)은 운동선수에게 상시금지약물이다. S4 호르몬 및 대사변조제에 해당하는 약물로 항에스트로겐, 선택적 에스트로겐 수용체 조절제(SERMs)다. 그렇지만 A에게는 반드시 필요한 치료약물이다. A는 TUE 신청서와 유방암 진단 및 치료과정에 대한 주치의 소견, 수술 및 진료기록과 처방전을 제출하였다. 그 결과 TUE에 대한 승인을 받고 대회에 참가할 수 있었다.

사례에서 언급한 것처럼 타목시펜은 에스트로겐 반응성 유방암 치료에 처방된다. 유방조직의 에스트로겐 수용체에 Antagonist, 다른 일부조직(뼈, 지질대사, 자궁, 질 등)에는 Agonist로 작용을 한다. 비만의 발병률이 높아지면서 가성 여유증 환자가 증가하고 있다. 최근에는 남성에게도 여성형유방이 흔하게 발생해 타목시펜 복용이 늘고 있다. 이와 반대로 질병으로 인한 타목시펜의 복용이 아닌 경우도 있다. 바로 도핑 목적으로 사용할 때이다. 우리 신체의 성호르몬 생산을 모니터링하는 방법 중 하나로 혈액 내 에스트라디올 농도를 측정하는 것이 있다. 이 농도가 너무 높으면 성호르몬 생산을 감소시키는 Negative Feedback 이 작용한다. 이런 Negative Feedback을 피해 지속적으로 테스토스테론 생산을 증가시키기 위해 타목시펜을 복용한다. 또한 AAS 복용시 부작용을 줄이기 위해서도 사용한다. AAS를 주기적으로 복용하면 고환 크기 감소 등의 부작용이 올 수 있다. 타목시펜을 병용하면 이러한 부작용을 줄일 수 있다고 한다. 이러한 이유들 때문에 AAS와 타목시펜을 병용하는 운동인들을 심심치 않게 볼 수 있다. 두 성분 모두 상시금지약물로 도핑 위반이 될 수 있음을 명심해야 한다.

2) 경구피임약 복용, 문제없을까?

피임을 위해 연령과 결혼 여부에 따라 다양한 방법을 사용한다. 자궁 내 장치, 난관절제술, 임플라논, 콘돔 등의 여러 방법들이 있다. 여성들이 주로 사용하는 피임법은 '경구약 복용'이다. 그렇기 때문에 여성선수들이 경구피임약을 복용할 때 도핑에 걸리는 약물인지 궁금해하는 경우가 있다.

결론부터 말하면, 시중에 나와 있는 모든 경구피임약은 금지약물이 아니다. 사후피임약도 마찬가지다. 근성장에 영향을 줘서 도핑금지약물이기도 한 남성호르몬 안드로겐은 난소에서 미량 생성된다. 피임약을 복용하면 난소를 억제해 안드로겐 수치를 떨어뜨리기 때문에 도핑에 문제 되지 않는다.

6. 선수의 심혈관계 질환관리와 TUE

1) 심혈관질환

심혈관질환(CVD; Cardio Vascular Disease)은 심장이나 혈관에 관련된 모든 질환을 포함한다. 관상동맥 심장질환, 울혈성 심부전, 말초혈관질환, 심장마비, 뇌졸중 또는 일과성 허혈 발작, 신장혈관질환 등이 있다.

심혈관질환의 징후는 질환 종류에 따라 다음과 같은 증상을 보인다. 숨 가쁨, 가슴 통증을 동반한 다른 부위(팔, 등)의 통증, 불규칙한 심장 박동, 메스꺼움·구토, 어지러움·현기증, 실신, 발목이나 발이 부음, 갑작스러운 체중 증가, 노인의 경우 갑작스러운 정신 혼동이 오거나 행동 변화 등이다.

심혈관질환은 신체활동 부족으로 인한 과체중·비만, 고지방식사, 흡연, 고혈압, 이상지질혈증, 당뇨병, 가족력 등으로 발생할 수 있다.

정적인 운동 (vertical axis) / 동적인 운동 (horizontal axis)

	동적인 운동 (50%)	(75%)	동적인 운동
정적인 운동 (30%)	봅슬레이/루지 투포환 체조 무술 클라이밍 수상스키 중량운동 윈드서핑	보디빌딩 스키 스케이트보딩 스노보딩 레슬링	복싱 카누 카약 사이클 데카슬론 조정 스피드 스케이팅 트라이애슬론
(10%)	양궁 카레이싱 다이빙 승마 모터사이클	미식축구 높이뛰기 피겨스케이팅 로데오 럭비 스프린팅 서핑 싱크로나이즈드 스위밍 울트라 레이싱	야구 아이스 하키 크로스컨트리 스키 (스케이팅 기술) 라크로스 러닝(중거리) 수영 핸드볼 테니스
	볼링 크리켓 컬링 골프 사격 요가	야구/소프트볼 펜싱 탁구 배구	배드민턴 크로스컨트리 스키 (고전기술) 필드 하키 오리엔티어링 경보 라켓볼, 스쿼시 러닝(장거리) 축구

[표 4-6] 운동의 정적, 동적 구분 표

2) 운동선수의 심혈관질환

신체 능력을 중요하게 생각하는 스포츠선수의 특성상 심혈관질환 관리는 무엇보다 중요하다. 운동의 동적 요소가 높아질수록 산소요구량(VO_2max)이 증가한다. 결과적으로 심박출량이 증가한다. 용적이 과부하 돼 확장성 심장비대증이 발생할 수 있다.

반대로 정적 요소가 높으면 최대수축력이 증가하고 혈압부하가 상승한다. 일종의 보상작용으로 후부하를 상쇄하기 위해 벽 두께가 두꺼워지게 된다. 이런 이유로 비후성 심장비대증이 생기게 된다. 동적인 운동과 정적인 운동 분류는 [표 4-6]에서 확인 가능한다.

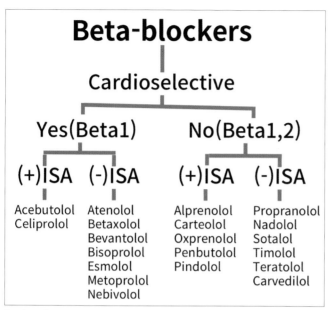

[그림 4-5] ISA란 Intrinsic Sympathomimetic Activity(내인성 교감신경 활성)으로서 베타차단제가 약한 교감활성을 나타내는 것을 말한다.

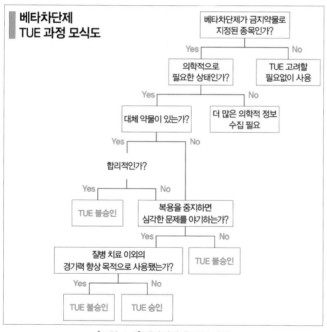

[그림 4-6] 베타차단제 TUE 과정

즉 등장성 운동(Isotonic Exercise)을 할수록 확장성 좌심실 비대(Ecentric LV Hypertrophy)가 등척성 운동(Isometric Exercise)을 할수록 비후성 좌심실 비대(Concentric LVH)가 생긴다. 이러한 변화들을 '스포츠심장'이라고 한다. 참고로 젊은 운동선수의 돌연사 중 가장 흔한 원인이 바로 비후성 심근병증이다.

3) 심혈관질환 치료제

심혈관 치료제 중 도핑과 연관된 약물은 베타차단제(Beta Blockers), 이뇨제(Diuretics)다.

(1) 베타차단제

베타차단제의 작용 기전, 원리는 다음과 같다.

심박수·심수축력·심근산소 요구량을 감소시키고 혈압을 떨어뜨린다. 심박수가 감소하면 이완기를 연장해 관상동맥관류를 증가시킨다. 다만 천식이나 만성폐쇄성 폐질환, 당뇨병, 심한 좌심실 기능장애, 말초혈관질환, 서맥성 부정맥, 우울증 환자에게는 사용 금기 약물이다.

베타차단제는 특정 종목에서만 경기력 향상 효과를 보여 금지되는 P1에 해당한다. 양궁, 수중·핀수영, 사격에서 상시금지약물이다. 자동차경주, 당구, 다트, 골프, 미니골프, 스키·스노우보드에서는 경기기간 중 금지약물로 분류된다.

과거 북한의 한 사격선수가 북한제 '구심'을 복용했다고 주장하였으나 도핑으로 메달이 박탈된 적이 있었다. TUE가 쉽게 승인되지 않는 약물이다.

(2) 이뇨제

- Thiazides: 다이크로짇(HC TZ) 등, Loop에 비해서 대사적인 장점이나 혈압강하 효과도 약해서 단독으로 장기간 사용은 드물다.
- Loop: 라식스(Furosemide), 토렘(Torsemide), 신장 기능이 저하된 환자에게선 K+배출 능력이 저하되어 고칼륨혈증을 유발할 수 있다.
- K-sparing: 알닥톤(Spirono -lactone)

Thiazides계열, Loop계열, K -sparing 계열로 나눈다. 수축기 혈압을 낮추는 데 효과적이다. 이뇨제의 혈압강하효과는 이뇨효과와는 달리 고용량을 사용해도 용량에 따라 강압효과가 증가하지 않는다. 고혈압 치료제로 이뇨제를 장기간 사용할 때는 가능한 소량을 사용한다.

고용량 사용 시 고나트륨혈증, 저·고칼륨혈증, 고지혈증, 고혈당증, 고요산혈증이 생길 수 있다. 전립선 비대증 환자의 경우 증상이 더 심해질 수 있다. Digitalis와 Thiazides 또는 Loop 병용 시 저칼륨혈증과 심실성부정맥, 디기탈리스독성을 유발한다. Digitalis 병용 시에는 K+sparing 이뇨제 사용을 권장한다. Thiazide 장기 복용 시 Impotence가 더 흔하다. 통풍 환자는 주의를 요한다(250명에서 1년에 1명 정도, ref.MRC EWPHE trial).

특히 노인환자는 신장 약물 배설 능력이 떨어지므로 저용량 이뇨제가 필요하다. 전립선 비대증 환자는 증상이 더 심해질 수 있다.

이뇨제는 은폐제로 사용될 수 있어 S5 상시금지약물로 분류된다. 선수 연령대가 높은 종목에서 고혈압 치료 목적으로 이뇨제 승인 요청을 하는 경우가 많다. 대체약물이 다양하게 존재하므로 TUE 승인 사례는 거의 없는 편이다.

(3) 심혈관질환 운동선수 TUE 신청사례

사례1) 1988년생 여자 양궁 선수가 심실조기수축으로 복용하는 약을 TUE 신청한 사례다. 선수는 Carvedilol 3.125mg 경구투약 1일 2회 3개월 정도 복용했다. 선수는 TUE 신청서 및 진단서와 EKG, 심장기능검사, 흉터검사, 진료기록을 제출했다.

하지만 TUE는 승인되지 않았다. 베타차단제는 양궁 종목 경기력 향상에 큰 영향을 주는 상시금지약물이라는 점과 대체약물이 있다는 점 때문이다.

사례2) 1985년생 여성 장애인 볼링선수가 심부전으로 TUE를 신청한 사례다. 복용약은 Furosemide 40mg로 1일 2회 평생 먹었던 약이다. 우리가 흔히 라식스라고 알고 있는 약물이다 선수는 TUE 신청서 및 의사진단서, 각종 관련 검사결과로 심장 초음파, 심전도, X-ray, 혈액 검사 등 진료 및 투약기록을 제출했다.

약물이 질병회복 외에 경기력 향상이 없고 합리적인 대체약물을 찾기 어려웠다는 점을 고려해 TUE 1년 승인됐다.

사례3) 1989년생 남성 테니스 선수가 기도진전(Intention Tremor)로 TUE를 신청한 사례이다. Propranolol 40mg 경구복용 1일 1회 6개월로 TUE 신청서 및 의사진단서를 제출하였다. 우리가 흔히 인데놀로 알고 있는 바로 그 약물이다.

앞서 언급한 '베타차단제 TUE 과정 모식도[그림 4-6]'을 다시보자. 테니스는 P1이 금지약물로 지정된 종목이 아니다. 따라서 TUE 신청없이 복용하여도 상관없다.

사례4) 1960년생 여성 장애인 볼링선수가 고혈압으로 기존에 계속 복용하던 이뇨제에 대한 승인요청을 한 사례이다. 제출자료로는 TUE 신청서 및 의사진단서, 병원 방문 시 혈압측정기록을 제출했다. 처방약은 Hydrochlorothiazides 우리가 흔히 다이크로짇 으로 알고 있는 바로 그것이다. 25mg 1일 2회 경구투여로 복용을 해왔다.

이뇨제계열은 직접적인 경기력 향상 효과는 없지만 은폐제 용도로 악용될 소지가 있다. 그래서 상시금지약물로 분류된다고 앞서 밝힌 바 있다. 대체 약물도 존재한다. 따라서 TUE가 승인되지 않았다.

7. 운동선수의 천식관리와 TUE

1) 천식의 개요

(1) 천식이란?

천식은 대표적인 알레르기 질환이다. 시간에 따라 다양한 정도로 변화하는 호흡곤란, 천명, 가슴 답답함, 기침과 같은 증상인 가역적인 호기 기류제한과 함께 나타난다. 천식은 대개 기도의 만성 염증과 관련되며 다양한 병태생리를 보인다. 천식은 흔한 인식과 다르게 고

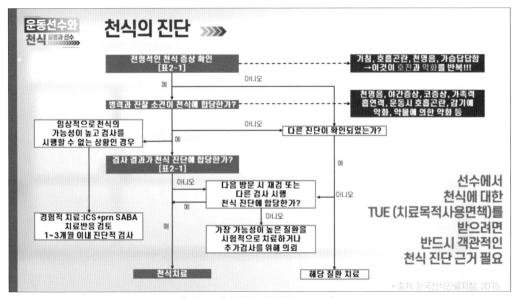

[그림 4-7] 천식의 진단 (출처: KADA)

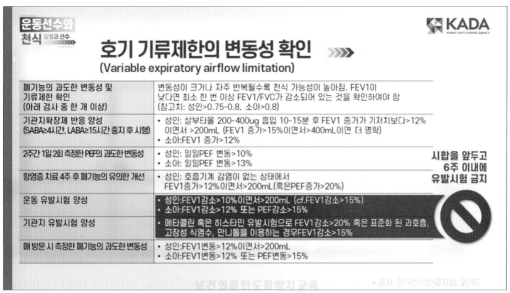

[그림 4-8] 호기 기류제한의 변동성 확인 (출처: KADA)

연령층뿐 아니라 모든 연령층에서 호발할 수 있다.

(2) 천식의 진단

선수가 천식에 대한 TUE를 받으려면 반드시 객관적인 천식 진단 근거가 필요하다.

(3) 천식의 약물치료

Controller(질병조절제) 와 Reliever(증상완화제)로 나뉜다. 증상완화제를 먼저 사용한다. 질병 악화 시에만 사용하고 단기간만 사용한다. 그 후, 질병의 악화를 방지하기 위해 유지 약물로 조절제를 투여하게 된다. 매일 사용하고 증상이 없어도 규칙적으로 사용한다.

- Reliver로는
  - Inhaled SABA
  - Inhaled SAMA
  - Systemic(전신성) Corticosteroid

- Methylxanthine(-phylline류의 약들, Aminophylline, Theophylline)

- Oral SABA

■ Controller로는

- ICS

- Inhaled LABA

- Anti-Leukotriene(-lukast 제제들, Montelukast, Pranlukast, Zafirlukast)

- Methylxanthine

- Inhaled LAMA

- Systemic Corticosteroid(Anti-IgE)

※ Inhaler(흡입제)는 표적기관으로 직접 약물 투여가 가능하므로 약효가 빠르고 효과적이
며 전신 부작용은 적다. 대신 국소 부작용은 있다.

- LABA: Long Acting Beta2 Agonist (Formoterol, Salmeterol)

- SABA: Short Acting Beta2 Agonist (Fenoterol, Salbutamol: Ventolin)

- LAMA: Long Acting Muscarinic Antagonist (Tiotropium: Spiriva)

- SAMA: Short Acting Muscarinic Antagonist (Ipratropium: Atrovent)

- ICS: Inhaled Corticosteroids (Ciclesodine: Alvesco, Budesonide: Pulmicort)

- 조합형 복합 약제로 Fluticasone/Salmeterol: Seretide, Budesonide/Formoterol: Symbi-
cort 가 유명하다.

2) 운동선수와 천식

일상생활을 방해하기도 하며 운동 기능을 제한한다. 따라서 꾸준한 관리(약물 사용)가 필
요하다. 운동이 위험요인이 될 수 있기에 주의를 요한다. 운동유발성 천식은 운동을 활발하

게 할 때에는 증상이 없다. 기관지 확장 물질이 체내에서 생성되기 때문이다. 쉬거나 가볍게 운동할 때 숨이 차고, 마른 기침이 나며 가슴이 답답하거나 아픈 증상이 생긴다. 기관지 확장 작용이 적어지면서 천식 발작이 생기는 것이다. 운동유발성 천식은 차갑고 건조한 공기에서 더 빈번하다. 호흡기 점막의 수분이 증발하여 짙어지면 기도의 근육이 수축하게 되어 천식 발작이 생긴다. 삼투압 차이 혹은 비만세포, 히스타민에 의해서 발생한다고 한다. 급성 악화 시에 적절한 치료를 하지 않으면 사망할 수도 있다. 약물치료가 필요한 경우 금지약물이 아닌 약물부터 사용을 시도해야 한다.

(1) TUE 관련 약물 주의사항

- Leukotriene Receptor Antagonist, Antichollinergics, Cromones, Theophylline(Xanthines), Anti-IgE, Anti-IL5 제제들은 사용에 제한이 없다.

- 일반적으로 치료용량의 흡입제(Salbutamol, Salmeterol, Formoterol, Vilanterol)는 TUE 승인 필요 없이 사용이 허용된다. 응급상황에서 고용량 흡입제를 사용해야 할 경우는 TUE 신청이 필요하다. Glucocorticoid 전신 투여의 경우 경기기간 중 금지약물이므로 경기기간 외에는 허용된다. 그러나 사용 시점에 관계없이 도핑검사 검출이 되면 비정상 분석 결과(도핑검사 양성반응)로 간주되어 위반될 수 있다. 그래서 앞서 Wash-out Period를 언급한 바 있다. 흡입을 통한 Glucocorticoid 사용은 금지되지 않는다. 경구 복용이나 주사를 통한 투약이 아닌 경우 '의약품'을 사용한다고 인지하지 못하는 경우가 많다. 이에 따른 교육이 중요하다. 패치제는 특히 중요하다.(예. 호쿠날린 패치)

(2) 천식과 관련된 금지약물

상시금지약물로 S3 베타-2 작용제, 경기기간 중 금지약물로 S9 글루코코르티코이드가 해당한다.

■ S3 베타-2 작용제

• Arfomoterol, Fenoterol, Indacaterol, Levosalbutamol, Olodaterol, Procaterol, Reproterol, Terbutaline, Tretoquinol, Tulobuterol, Formoterol, Salbutamol, Salmeterol, Vilanterol 단, 예외적으로 치료용량의 Formoterol, Salbutamol, Salmeterol, Vilanterol을 흡입제로 사용하는 경우 허용한다. 예외 사항에 해당하는 경우 TUE가 필요하지 않다. 그러나 예외 사항에 해당하는 용량으로 사용하더라도 S5 이뇨제 및 은폐제와 함께 사용하는 경우에는 TUE 승인이 필요하다.

※ 베타-2 작용제 예외 사항

① Salbutamol 흡입제 - '벤토린 에보할러 1puff = 100mcg'

• 8시간 동안 600mcg, 24시간 동안 1600mcg을 초과하지 않으면 예외적 허용, 허용 용량 초과 시 TUE 신청 필요

• 단, 소변시료에서 1000ng/ml 이상 검출되는 경우 확인이 필요

• 응급상황이 발생 시에는 치료 후 사후 TUE 신청 필요

• Nebulizer를 이용하는 경우 1000ng/ml를 넘을 수 있어 TUE 신청 필요

② Salmeterol 포함 흡입제 - '세레타이드 디스커스 1dose = 50mcg', '플루테롤캡슐 1dose = 50mcg', '에어플루잘포스피로 1dose = 50mcg'

• 24시간 동안 최대 200mcg까지는 허용, 초과 사용해야 하는 경우에는 TUE 신청 필요

• 단, 제조사에서 24시간 동안 200mcg 이상 사용하는 것을 권고하지 않기 때문에 TUE 승인 가능성은 높지 않음

③ Formoterol 포함 흡입제 - '심비코트 1dose = 4.5 or 9mcg', '듀오레스피 1dose = 4.5 or

9mcg', '포스터 1puff = 5~6mcg'

- 24시간 동안 인체에 도달하는 용량(Delivered dose)을 최대 54mcg까지는 허용, 그 이상 사용 시 TUE 신청 필요
- 단, 소변시료에서 40ng/ml 이상 검출되는 경우 확인 필요
- MDI의경우 쓰여있는 용량과 Delivered dose가 다를 수 있으므로 확인 필요

④ Vilanterol 흡입 – '렐바 1dose = 25mcg'

- 24시간 동안 최대 25mcg까지는 허용(2021년부터), 그 이상 사용 시 TUE 신청 필요

※ 허가되는 4종의 베타-2 작용제 이외의 베타-2 작용제 사용에 대해 TUE 신청하는 경우

- 폐기능 검사 등을 통해 천식으로 확진된 경우
- 허가되는 4종의 베타-2 작용제 이외의 베타-2 작용제를 사용하는 이유가 명시된 경우(부작용, 복약 순응도, 허가되는 약제 사용에도 치료 실패 등)

■ S9 글루코코르티코이드

S9 글루코코르티코이드는 흡입제 사용은 금지되지 않았으나 전신스테로이드제의 경우 경기기간 중에는 금지되기 때문에 Wash-out Period를 고려하여 주의해야 한다. 경구-입점막 포함, 좌약, 모든 주사 경로가 금지된다.

단, 응급상황에 사용된 글루코코르티코이드 전신 투여는 사후 승인 대상이다. 응급상황에서 사용한 글루코코르티코이드에 대해서는 TUE 신청이 가능하다. 응급상황 발생 시 사용 후 사용 내역에 대한 사후 승인이 필요하다.(천식 악화 상황에 대한 명확한 근거 제시가 필요)

3) TUE 사례

사례1) 1990년생 남성 자전거 선수가 경기 종료 후 갑작스러운 호흡곤란으로 응급실 방문, 천식발작으로 Dexamethasone IV 5mg 1회 사용 후 사후 TUE를 신청하였다. 실제로 운동이 발작의 위험요인이 될 수 있다. 경기중에는 괜찮다가 경기 후 발작을 일으키는 경우가 종종 있었다. TUE 신청서 및 진단서와 응급기록, 진료기록으로 약물 사용내역 및 내원 시 청진결과 등을 제출하였다.

TUE 승인기준에 따라,

- 사용하지 않으면 선수의 건강에 심각한 문제를 초래하여 사망에 이를 수 있다.
- 경기가 끝난 이후이므로 경기력 향상과 상관이 없다.
- 발작 시 합리적인 대체약물은 없다.

따라서 응급사정 인정 사후 승인이 되었다.

사례2) 1970년생 남성 장애인 육상선수가 기관지천식에 Methylprednisolone 4mg 1일 2회 경구복용으로 필요시마다 복용할 수 있도록 TUE를 제출하였다. TUE 신청서 및 의사진단서, 폐기능 검사결과, 진료기록을 제출하였고 대체약물 사용 내역은 없었다. 사용하지 않으면 건강에 문제가 생기고 경기력 향상을 시킨다는 근거는 없다. 하지만 대체약물을 사용할 수 있다. 따라서 TUE가 승인되지 않았다. TUE 승인은 사용기간 제한 후 승인하는 제도이다. 투여기간에 대한 명확한 작성이 필요하며 응급상황 발생 시 사용 후 사용 내역에 대한 사후 승인이 필요하다.

사례3) 1997년생 여성 수영선수가 상세불명의 천식으로 TUE를 신청하였다. 상세불명의 천식이란 일상생활의 문제는 없지만 운동유발성 천식으로 보여진다. Salbutamol 흡입제 100mcg 1일 1회~2회 정도의 양을 1년 이상 흡입하는 것으로 TUE 신청서 및 진단서를 제출하였다.

사실 이 경우는 앞서 말한 예외 사항에 해당한다. 그래서 TUE를 승인받을 필요 없이 사용이 가능하다. 일반적인 천식 치료지침에 맞게 치료하는 경우 문제가 되는 경우는 거의 없다.

사례4) 1988년생 남성 프로골프 선수가 기관지천식으로 TUE를 신청한 사례이다. Tu-lobuterol 패치제 2mg을 경피투여 방식으로 3일 사용하는 것을 신청했다. TUE 신청서 및 의사진단서, 폐기능 검사결과, 진료기록을 제출했다. 대체약물 사용 내역은 없었다.

대체약물을 사용한 내역이 없으므로 TUE가 승인될 리가 없다. 예외 사항에 해당하는 베타작용제도 아니다. 패치제 등의 투여도 의약품에 해당할 수 있다는 점에서 중요한 사례이다.

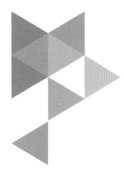

Chapter 3
응급상황과 사후 TUE

**WORLD
ANTI-DOPING
AGENCY**
play true

PART TWO: STANDARDS AND PROCESS FOR GRANTING *TUES*

4.0 Obtaining a *TUE*

4.1 An *Athlete* who needs to *Use* a *Prohibited Substance* or *Prohibited Method* for <u>Therapeutic</u> reasons must apply for and obtain a *TUE* under Article 4.2 prior to *Using* or *Possessing* the substance or method in question.

However, an *Athlete* may apply retroactively for a *TUE* (but must still meet the conditions in Article 4.2) if one of any of the following exceptions applies:

a) <u>Emergency or urgent treatment of a medical condition was necessary;</u>

b) There was insufficient time, opportunity or other exceptional circumstances that prevented the *Athlete* from submitting (or the <u>TUEC</u> to consider) an application for the *TUE* prior to *Sample* collection;

c) Due to national level prioritization of certain sports, the *Athlete's National Anti-Doping Organization* did not permit or require the *Athlete* to apply for a prospective *TUE* (see comment to Article 5.1);

d) If an *Anti-Doping Organization* chooses to collect a *Sample* from an *Athlete* who is not an *International-Level Athlete* or *National-Level Athlete*, and that *Athlete* is *Using* a *Prohibited Substance* or *Prohibited Method* for <u>Therapeutic</u> reasons, the *Anti-Doping Organization* must permit the *Athlete* to apply for a retroactive *TUE*; or

e) The *Athlete Used Out-of-Competition*, for <u>Therapeutic</u> reasons, a *Prohibited Substance* that is only prohibited *In-Competition*.

[그림 4-9] Emergency or Urgent treatment of a medical condition was necessary (출처: TUE 국제표준 제4.1(a)조의 내용)

최근 ISTUE(International Standard for Therapeutic Use Exemptions)에 'Urgent'라는 말이 추가됐다. 'Emergency' 와 'Urgent'는 우리말로 둘다 '응급, 긴급한'으로 번역된다. 하지만 두 단어간 의미의 차이는 분명히 있다. Urgent는 지금 당장은 생명이 위독하지 않은 경우를 말한다.

Urgent라는 단어를 추가한 이유는 생각해보면 당연하다. 즉시 처지를 시행 하지 못할 경우, 선수의 건강에 악영향을 끼치는 경우를 대비한 것이다. 지금 'Medical Emergency' 상황이 아닌 경우에도 제때 약을 복용하거나 치료를 시작하는 'Urgent Care'를 통해 선수의 건강을 지킨다는 의미다.

선수는 다음 각 조건 중 어느 하나에 해당하는 경우 사후 TUE를 신청할 수 있다. 하지만 이러한 경우에도 승인을 위해 선수의 의학적 상태가 TUE 승인조건을 충족시켜야 한다.

• 응급치료 또는 긴급한 의료 조치가 필요했던 경우
• 기타 예외적인 상황, 불충분한 시간, 기회 등으로 인해 시료 채취 전 TUE를 신청하고 치료목적사용면책위원회(TUEC)의 심사를 받을 수 없었던 경우
• 도핑방지위원회가 치료목적으로 금지약물 또는 금지 방법을 사용하고 있는 국제 수준도 국가 수준도 아닌 선수로부터 시료 채취를 결정하는 경우
  ※ 프로스포츠에는 해당되지 않음
• 경기기간 외에 치료목적으로 사용한 '경기기간 중 금지약물'로 인해 도핑검사에서 양성 반응을 통지받은 경우(예. S9)

응급 또는 응급에 준하는 상황에서는 사후 TUE를 신청할 수 있다. 그럼 어떤 경우가 해당할까? 사후 TUE 필요 요건 중 '응급치료 또는 긴급한 의료 조치가 필요했던 경우'를 살펴보겠다.

■ 응급증상

- 신경학적 응급증상: 급성의식장애, 급성신경학적 이상, 두부 손상(구토, 의식장애 동반)

- 심혈관계 응급증상: 심폐소생술이 필요한 증상, 급성호흡곤란 심장질환으로 인한 급성 흉통 – 심계항진, 박동이상 및 쇼크

- 중독 및 대사장애: 심한 탈수, 약물, 알코올 또는 기타 물질 과다복용이나 중독, 급성 대사장애(간부전, 신부전, 당뇨병 등)

- 외과적 응급증상: 개복술 요하는 급성복증(급성복막염·췌장염 장폐색증 등 중한 경우에 한함)

- 광범위한 화상(외부신체 표면적 18% 이상)

- 관통상, 개방성·다발성 골절 또는 대퇴부 척추 골절

- 사지를 절단할 우려가 있는 혈관 손상

- 다발성 외상

- 출혈: 계속되는 각혈, 지혈이 안 되는 출혈, 급성 위장관 출혈

- 안과적 응급증상: 화학물질에 의한 눈의 손상, 급성 시력 손실

- 알레르기: 얼굴 부종 동반한 알레르기 반응

- 정신과적 응급증상: 자신 또는 다른 사람을 해할 우려가 있는 정신장애

■ 응급에 준하는 증상

- 신경학적 응급증상: 의식장애, 현훈

- 심혈관계 응급증상: 호흡곤란, 과호흡

- 외과적 응급증상: 화상, 급성복증 포함한 배의 전반적인 이상 증상, 골절·외상 또는 탈골 배뇨장애

- 출혈: 혈관손상

- 산부인과적 응급증상: 분만, 성폭력으로 인해 산부인과적 검사 또는 처치가 필요한

증상

- 이물에 의한 응급증상: 귀·눈·코·항문 등에 이물이 들어가 제거술이 필요한 상황

이처럼 일반 응급상황에서 치료목적으로 사용된 금지약물과 금지 방법은 사후 승인이 가능하다. 이때 사후 TUE 신청에 필요한 상세한 의료기록을 준비해야 하고, 알레르기 증상의 경우 시간대별 사진 자료를 준비할 필요가 있다.

다음은 사후 TUE 사례이다.

사례1) 28세 남성 축구선수 A는 한여름에 개최된 국제대회 토너먼트에 출전했다. 경기 종료 후, 선수는 거의 실신한 상태였다. 심각한 탈수와 고체온증의 임상적 증상이 관찰됐다. 팀 주치의는 락커룸에서 500mL NaCl과 500mL Glucose로 이루어진 1,000mL의 수액을 사용했다.

12시간 동안 100mL보다 많은 양의 정맥주사 및 정맥투여는 금지이다. 단, 치료나 수술 절차 또는 임상진단 조사 과정에서 의료기관에 의해 합법적으로 처치된 경우는 제외된다. 여기서는 의료기관이 아닌 곳에서 사용된 허용범위 이상의 IV infusion에 대해 사후 TUE를 신청했다. 응급상황 시 사용으로 간주돼 승인받을 수 있었다.

사례2) 29세 여성 사격선수 B는 대회 기간 중 갑자기 귀가 잘 들리지 않았다. 예선전 종료 후 근처 이비인후과를 방문했다. 청력검사 결과 돌발성 난청과 메니에르병 의증 진단을 받았다.

주치의는 청력 손상을 최소화하기 위해서 고용량 글루코코르티코이드와 이뇨제 단기 사용이 필요하다는 소견을 밝혔다. Methylprednisolone과 Furosemide 경구복용을 시작했다. 이후 B는 Methylprednisolone, Furosemide 사용에 대한 사후 TUE를 신청했고, 승인받았다.

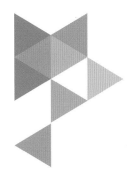

Chapter 4
생약 성분과 도핑

2016년 Union of European Football Associations(UEFA)에서 실시한 도핑검사에서의 사건이다. 영국 리버풀 소속 축구선수가 평소 섭취하고 있던 다이어트 보충제로 도핑 양성반응을 판정받았다. 그 보충제의 구성성분 중 하나인 Higenamine으로 인해 벌어진 일이었다. 그 후, 2017년부터 WADA에서는 상시금지물질 목록 중 S3 베타-2 작용제 항목에 Higenamine을 추가하였다.

생약이란 참 애매하다. '약' 같기도, '식품' 같기도 하다. 일반인과 전문가의 관점이 확연히 차이 나기 때문이다. 약국에 방문하는 환자들이 흔히 하는 말이 있다.

"한약은 괜찮죠?", "보약은 상관없죠?"

환자들은 '영양제나 건강기능식품은 많이 먹어도 괜찮다'라는 막연한 믿음을 가지고 있다. 현대약학의 아버지 파라켈소스는 '약은 곧 독이다'라고 정의했다. 즉 약리 활성을 가진 물질은 투여량에 따라 약이 될 수도, 독이 될 수도 있다. 또한 예기치 못한 상호작용이 발생할 수 있기에 성분에 대한 막연한 믿음은 항상 위험하다.

생약도 약리활성을 가지는 물질이다. 운동선수의 경우 생약도 도핑금지성분인지 확인해야 한다. KADA 홈페이지에는 [그림 4-10], [표 4-7]과 같은 가이드라인을 제공한다.

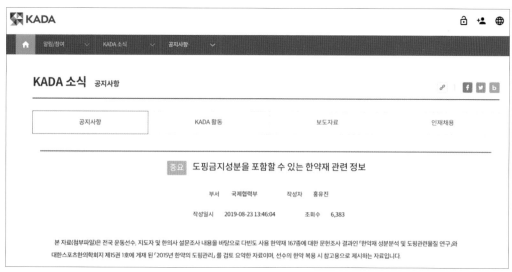

[그림 4-10] (출처: KADA)

□ 도핑금지성분을 포함할 가능성이 있는 한약재 [한약공정서 수재품]

연 번	생약명 도핑금지성분	2015년 대한스포츠한의학회지 「2005년 한약의 도핑관리」	「한약재 성분분석 및 도핑관련 물질 연구」
1	마황 Ephedrae Herba S6. strychnine	일일복용량 10g,단기간 복용 시 경기3~4일, 장기간 복용 시 경기 6~7일	도핑금지성분 포함할 가능성이 있는 한약재
2	반하 Pineliae Tuber S6. ephedrine	일일복용량 3~9g, 단기간 복용 시 경기3~4일,장기간 복용 시 경기 6~7일 중단	도핑금지성분을 미량 함유하고 있을 가능성이 있는 한약재
3	마자인 Cannabis Semen S8. cannabinol	도핑금지성분 포함할 가능성이 있는 한약재	도핑금지성분 포함할 가능성이 있는 한약재
4	호미카 Nux Vomica S6. strychnine	도핑금지성분 포함할 가능성이 있는 한약재	도핑금지성분 포함할 가능성이 있는 한약재
5	보두 Strychni LgnatiiSemen S6. strychnine	도핑금지성분 포함할 가능성이 있는 한약재	도핑금지성분 포함할 가능성이 있는 한약재
6	자하거 Hominis Placenta S9. cortisone	유자하거는 한약조제용 자하거추출물로 허가된 원료의약품만 사용 가능함	도핑금지성분을 포함할 가능성이 있는 한약재를 원료로 제조한 의약품
7	귀판 Testudinis Chinemis Plastrumet Crrapx S1. Steroid	귀판의 천연스테로이드 성분은 도핑에서 금지하는 동화작용제나 부신피질호르몬과 같은 스테로이드 성분이 아님	도핑금지성분을 미량 함유하고 있을 가능성이 있는 한약재

☐ 유통금지 또는 유통제한 한약

연 번	한 약 명	내 용
1	인태반(자하거), 인뇨	유통금지한약으로 섭취량에 따라 도핑양성반응이 나올 수 있음
2	아편, 백약자, 앵속, 앵속각, 여춘화과실	마약류로 유통금지
3	우신, 소의 정낭(고우난낭), 물개 및 하프물개의 수컷 생식기(해구신)	유통금지한약으로 섭취량에 따라 도핑양성반응이 나올 수 있음
4	심화황화염	에페드린 함유, 유통금지
5	구골수피, 구골엽, 고정다, 오동자, 다수근, 다엽	Caffeine 함유로 현재는 도핑과 무관함

[표 4-7] (출처: KADA)

금지약물검색

✚ 성분 (2건)

성분		금지약물 정보	
성분명(영문)	성분명(한글)	경기기간 중	경기기간 외
	갈근탕	?알수없음	?알수없음
	갈근탕가천궁신이	?알수없음	?알수없음

✚ 성분

금지약물 정보

본 금지약물 검색서비스는 생약성분 및 생약성분을 원료로 하는 의약품에 대한 금지약물 검색서비스를 제공하지 않습니다.

검색 세부사항

검색번호 371968   검색일시 2022-12-05 20:16:34

금지약물FAQ   **치료목적사용면책**

경기기간 중 금지약물 사용 시 주의사항

경기기간 중 채취된 시료에 금지약물, 그 대사물질 또는 표지자가 존재하는 경우에는 해당 약물의 사용 시기를 불문하고 도핑방지규정위반에 해당합니다.

"경기기간 중"이란 선수가 참가하기로 예정된 경기의 전일 오후 11:59부터 해당 경기 및 그 경기와 관련된 시료 채취 절차가 끝나는 시점까지의 기간을 말합니다. 다만, 세계도핑방지기구는 국제경기연맹이 소관 종목에서 달리 정의가 되어야 할 합리적 사유를 제시할 경우 해당 종목에서 다른 기준을 적용하는 것을 승인할 수 있습니다.

프로야구(KBO), 프로농구(KBL), 여자프로농구(WKBL), 프로배구(KOVO)의 경우 정규시즌 및 포스트 시즌이 경기기간 중으로 간주되오니 주의하세요.

[그림 4-11] 약국에서 다빈도로 사용 중인 갈근탕을 검색했지만, 금지약물 정보에 나오지 않는다. (출처: KADA)

[그림 4-11]은 KADA에서 지원하는 도핑금지물질 검색서비스 이용화면이다. 생약 성분은 정보에 뜨지 않는다.

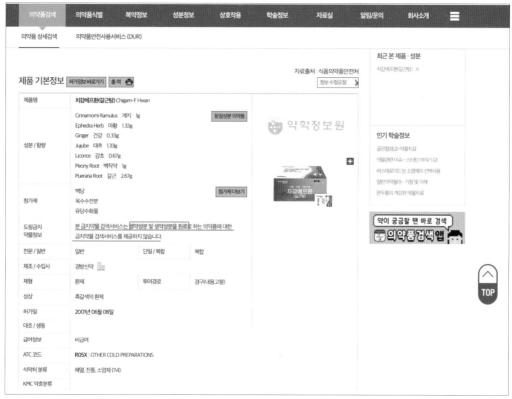

[그림 4-12] (출처: 약학정보원)

약학정보원에서 지원하는 도핑금지약물 검색 서비스도 있다. [그림 4-12]가 바로 그것이다. 하지만 여기서도 생약 성분은 지원하지 않는다.

많은 선수가 체력향상 및 피로회복을 목적으로 한약을 복용한다. 특히 금지 성분을 치료 목적으로 복용해야 하는 선수들은 체내에 잔류하는 약물이 대사돼 완전히 배출되는 데 걸리는 기간인 'Wash-out Period'를 고려해야 한다.

참고로 세계도핑방지위원회(WADA)에서는 실험실 간의 분석 편차를 줄이기 위해 MRPL이라는 수치를 제시한다.

* MRPL(Minimum Required Performance Levels)

WADA에서는 실험실 간의 분석 편차를 줄이기 위해 MRPL이라는 수치를 제시한다. MRPL은 비한계치물질(Non-Threshold Substances)과 그 금지물질의 대사산물 또는 마커 (Marker)의 최소 농도를 나타내는 지표다.

흔히 소변에서 MRPL을 초과한 값이 검출되면 도핑 양성반응으로 간주한다. 본 책의 사례들에서는 WADA TD2022MRPL을 참고로 하였다. 값이 없는 것은 LOD(Limit of Detection) 값을 기본으로 했다. 통상 LOD≦0.5MRPL 이다.

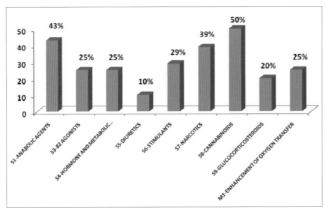

[그림 4-13] 금지 물질 각 계열별 LOD와 MRPL의 비
(출처: https://www.researchgate.net/publication/316028723)

생약 역시 상시금지물질과 경기기간 중 금지물질로 나뉜다. 금지물질을 포함하고 있는 생약과 소량이라도 포함할 수도 있는 생약은 다음과 같다.

경기기간 중 금지 생약			
나라	기관(단체)	금지 생약	
한국	KADA(Korea Anti Doping Agency)	금지물질을 포함하는 생약	• 마황 • 마자인(마인) • 마전자(호미카) • 보두(여송과)
한국	KADA(Korea Anti Doping Agency)	금지물질을 포함할 수도 있는 생약	• 반하 • 백굴채 • 맥문동 • 사향 • 생지황 • 육종용

한국	KADA(Korea Anti Doping Agency)	금지물질을 포함할 수도 있는 생약	• 지실 • 지각 • 귀판
		원료가 금지물질을 포함할 수도 있는 생약	자하거
중국	CHINADA(China Anti Doping Agency)	–	
	CFDA(China Food & Drug Administration)	마황, 마전자(호미카), 앵속각, 사향	
일본	JADA(Japan Anti Doping Agency)	–	
	JSPO(Japan Sport Association)	마황, 마전자(호미카)	
	Tokyo Pharmaceutical Association	마황, 마전자(호미카), 해구신, 사향	

상시금지 생약		
나라	기관(단체)	금지 생약
한국	KADA	–
중국	CHINADA	• 부자 • 오두 • 오약 • 세신 • 연자육 • 연자심이 들어간 408가지 처방
일본	JADA	• 연자육 • 체굴과 • 부자 • 정향 • 세신 • 남천 • 오수유가 들어간 24가지 처방

[표 4-8] 한약의 도핑 안전성에 대한 고찰(https://dx.doi.org/10.13048/jkm.19032)

여기서부터는 [표 4-8]의 출처인 한약 및 생약제제의 도핑 안전성에 대해 한의사분들이 쓴 논문을 참고로 하여 기술하였다.

■ **마황**

도핑금지물질인 Ephedrine을 함유했다. Ephedrine의 반감기는 3~8시간 정도로 추정된다. WADA의 MRPL인 $10\mu g/mL$ 고려한다면, 단회 복용 시 최소 6.95mg, 최대 19.77mg까지의 Ephedrine을 복용해도 될 것으로 보인다. 2시간 가열하여 물에 마황을 전탕할 시, 6.23~18mg/g 의 Ephedrine이 검출 될 수 있다 한다.

7.5mg Ephedrine을 함유한 소청룡탕 과립제를 단회 복용한 경우와 8.6mg Ephedrine을 함유한 갈근탕 과립제를 단회 복용한 경우, Ephedrine은 48시간 이내에 소변으로 100% 배출됐다. 소청룡탕 과립제를 하루 3번 3일 복용 시, 복용 후 첫 소변에서 Ephedrine이 13.73 μg/mL 검출됐다. 갈근탕 과립제를 동일한 방법으로 복용 후 첫 소변에서 39.03μg/mL의 Ephedrine이 검출됐다. 최소 3~4일간의 휴지기가 필요하다.

■ 마자인(마인)

대마의 성숙한 종자이다. 씨앗에 부착된 수지물질이나 잎이 완전히 제거되지 않아 도핑금지물질인 THC가 검출될 가능성이 있다. THC의 반감기는 최대 57시간으로 상당히 길다. 최소 약 30일 내의 휴지기를 가질 필요가 있다.

■ 마전자(호미카)와 보두(여송과)

도핑금지물질 중 Strychnine을 함유하고 있다. 마전자 1g당 2793~4257μg의 Strychnine이 함유됐다. 소변에서 검출 가능한 Strychnine의 양을 추정하면 MRPL인 100ng/mL를 초과하는 용량인 최소 166.1ng/mL가 검출될 것으로 보인다.

Strychnine의 혈중 반감기가 대략 10~15.9시간인 것을 고려하면, 마전자를 사용할 경우 최소한 6~7일 정도의 휴지기를 가져야 한다. 보두 역시 Strychnine이 함유된 것을 고려하면 최소 6~7일의 휴지기를 갖는 것이 적절하다.

■ 반하

마황과 마찬가지로 Ephedrine을 함유하고 있다. 하지만 일일 복용량 4~12g의 최대용량으로 복용한다고 하더라도 대략 0.00034μg의 Ephedrine이 검출될 것으로 추정된다. MRPL인 10μg/mL을 상회할 수 없는 수치이므로 도핑 문제는 없다.

■ 백굴채

양귀비과에 속해 Codein과 Morphine을 함유하고 있을 수 있다. 하지만 백굴채의 Alkaloid 를 분석한 논문에선 둘 다 발견되지 않았다. 앵속각은 포함되어 있으며 마약류로 분류되고 사용이 불가하다.

■ 맥문동, 생지황, 육종용

함유되어 있는 Glycerol은 S5 계열 금지약물이었다. 은폐제로써 사용할 수 있다 여겨졌 기 때문이다. 하지만 Glycerol이 2018년 1월 1일부터 WADA 금지목록에서 삭제돼 해당 사 항이 없다.

■ 지실, 지각

Synephrine 성분이 문제가 된다. WADA의 모니터링에 속해있는 성분이다. Ephedrine 과 구조적으로 유사하며, 성질도 유사한 것으로 간주된다. 지실의 함량은 찾을 수 없으 나 지각의 Synephrine 함량에 대한 연구는 많다. 지각의 일일 복용량인 4~12g을 기준으로 33.6~100.8mg이 검출될 것으로 추정한다.

시중의 오렌지 주스에 14.61~120.39mg/kg의 함량으로 들어있고 1L 섭취 시 100mg이 넘 는 Synephrine을 섭취한다고 볼 수 있다. 자연에서 유래되는 허용 범위 내이므로 도핑검사 에서는 문제가 없을 것으로 보인다.

■ 사향

스테로이드, 지질, 펩티드 등 다양한 화학성분으로 구성됐다. 체내에 들어가 동화작용을 일으킬 수 있기 때문에 한국과 중국에서 도핑검사와 관련해 주의해야 할 한약재로 간주하 고 있다.

100mg 투여군은 모두 도핑음성반응이 나왔지만, 200mg 투여군 중에서는 양성반응이 가

끔 나왔다. 사향 복용량에 따라 도핑 양성 반응이 나올 수 있다. 사향이 고함량 포함된 원방 공진단 등의 약은 위험할 수 있다. 특히 반복적으로 투여할 경우 더욱 주의해야 한다.

복용 종료 후 2일째 소변에서 Etiocholanolone, Androsterone을 비롯한 거의 모든 성분이 복용 전 수준으로 돌아왔다. 하루 100mg 내로 최소 2일 이상의 휴지기를 가진다면 도핑검사에서 안전할 것이다.

■ 귀판

WADA에서 금지하는 동화작용제나 Glucocorticoid와 같은 스테로이드 성분이 아니다.

■ 해구신

미량의 Androsterone을 함유하고 있다. 하지만 반감기가 대략 19~20분으로 매우 짧기 때문에 2~3일 정도의 휴지기를 갖는다면 문제가 생길 일은 없을 것이다.

■ 자하거

인태반에 함유된 Progesterone, Cortisone, Human chorionic gonadotropin 등 다양한 호르몬 성분들로 인해 주의해야 할 한약재로 분류된다. 국내에서는 2005년 7월부터 자하거가 산모로부터의 병원성 미생물 등에 의해 감염될 우려가 있다는 이유로 대한약전 외 한약(생약)규격집에서 삭제됐다. 그 후 약사법에 의해 생약 형태의 자하거는 유통이 금지됐다.

이후 2006년 7월부터는 인태반 유래 의약품을 원료의약품 신고대상 의약품으로 지정했다. 그 이후부터는 임상에서 바이러스가 활성화되지 않도록 관리된 한약조제용 자하거를 원료로 조제한 약침이나 주사제만을 사용하고 있다. 이 고압멸균의 과정에서 호르몬이나 바이러스의 감염력 및 혈액까지도 제거된다.

- Higenamine

2017년부터 WADA 금지목록의 S3 베타-2 작용제로 분류됐고, MRPL은 10ng/mL이다. 많이 함유되어 있는 것으로 분석된 연자심을 복용한 후 추정해 보면 1g만 복용해도 9.5~15.9ng/mL의 Higenamine이 소변으로 배출돼 MRPL을 초과한다.

연자육의 경우 1g 복용 시 1.92~3.84ng/mL의 Higenamine이 소변에서 검출될 것으로 추정된다. 만일 4g을 사용한다면 7.7~15.4ng/mL가 소변에서 검출될 것이므로 주의가 요구된다.

법제초오(압력식 약탕기 추출)의 경우 8g을 사용하더라도 0.57~1.13ng/mL만 소변에서 검출될 것이다. 도핑검사에서 문제가 안 되리라 여겨진다.

그 밖에 부자, 포부자, 세신, 고량강, 산초, 정향, 황백, 화초, 지부자, 오수유, 법제천오등의 경우에서도 4g까지는 문제가 되지 않을 것으로 생각한다.

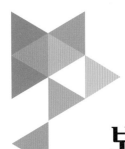

Chapter 5
보건의료인 도핑방지 교육과
스포츠약사의 역할

보건의료인을 대상으로 도핑방지 교육이 중요한 이유를 다음의 3가지로 요약해 볼 수 있다.

■ **합리적인 약물 선택 도움**

일반의약품과 보충제 등 약물 상담을 통한 정보를 제공하여 도핑 방지를 위한 합리적인 약물 선택 도움. 도핑 방지 지식으로 약물의 임상적 이용을 안전하고 효과적으로 할 수 있게 도움을 주는 것

■ **운동선수의 부상, 질병 관리, 치료**

부작용, 약물상호작용, 최적 치료용량, 제형, 드럭머깅(약물 복용으로 인해 영양소 불균형 일어나는 경우) 보충으로 균형 잡힌 약물요법 조언 및 모니터링

■ **선수의 도핑 의지 감소 및 방지**

커뮤니케이션 기술과 도핑 관련 올바른 가치관으로 스포츠정신 함양

위 사항이 Polyclinic Phamacy와 스포츠약학의 핵심 지향점이라고 할 수 있다. 사실 보건의료인의 도핑방지 교육의 필요성은 누구나 공감한다. 하지만 실제로 그 교육을 받고 이해한 사람은 의외로 적다. [그림 4-14]의 11,800명의 표본 조사 중에서 무려 88.4%가 도핑방지 교육의 필요성을 느끼고 있었다. 그래서 KADA에서는 보건의료인 도핑방지 교육을 진행하고 있다.

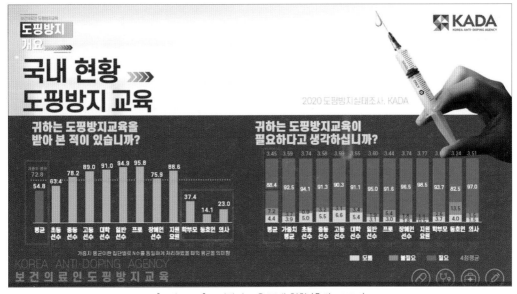

[그림 4-14] 도핑방지 교육 국내 현황 (출처: KADA)

하지만, 실제 교육을 수강한 사람의 평균은 고작 54.8%였다. 가중치 평균을 적용해도 72.8%였다.

특히 학부모, 동호인, 의사군의 도핑방지 교육 참여가 현격히 적은 것을 볼 수 있다. 선수들은 도핑금지물질을 의도치 않게라도 복용 시 책임이 자신에게 있음을 안다. 초등 선수를 제외하고는 전부 도핑방지 교육을 들은 사람이 평균치 이상임을 알 수 있다.

하지만 초등 선수의 보호자가 될 학부모가 37.4%, 관계자에 속하는 의사가 23%로 도핑방지 교육 수강자가 매우 낮다. 책임감을 갖고 교육을 이수할 필요가 있다.

[그림 4-15]의 조사결과처럼 잘못된 지식을 갖게 되는 사람이 생긴다. 의도하지 않았더라도 금지성분 복용을 하게 된다면 엄연히 도핑위반이다. 그리고 이것으로 인한 페널티는

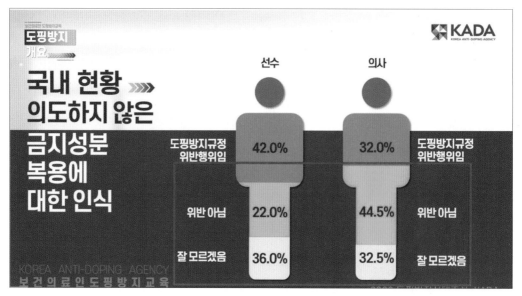

[그림 4-15] 의도하지 않은 금지성분 복용에 대한 인식 (출처: KADA)

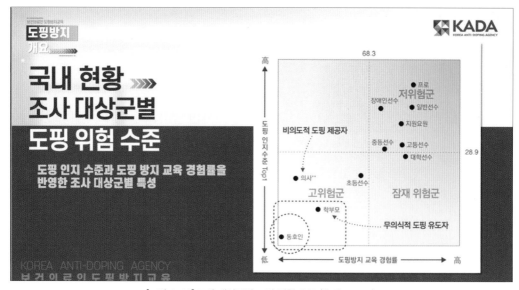

[그림 4-16] 조사 대상군별 도핑 위험 수준 (출처: KADA)

선수 본인이 책임져야 한다.

도핑 인지 수준이 낮고 도핑방지 교육률이 낮게 되면 도핑 고위험군에 속하게 된다.

[그림 4-16]과 같이 학부모, 동호인, 초등선수, 의사는 비의도적 도핑으로 도핑 고위험군에 속하게 된다. 학부모는 무의식적으로 도핑을 유도하는 자, 의사는 비의도적으로 도핑을

제공하는 자가 되게 된다.

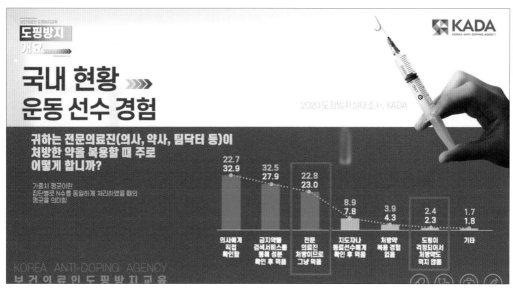

[그림 4-17] 운동 선수 경험 (출처: KADA)

[그림 4-17]은 바로 전과 반대의 경우이다. 혹여나 위반할까 봐 아무 것도 복용하지 못하는 선수가 2.3%나 존재했다. 실제 필자가 전문 운동선수들을 상담했을 때 대회를 앞두고 혹시 모르는 두려움에 약 자체를 기피하는 경우가 종종 있었다.

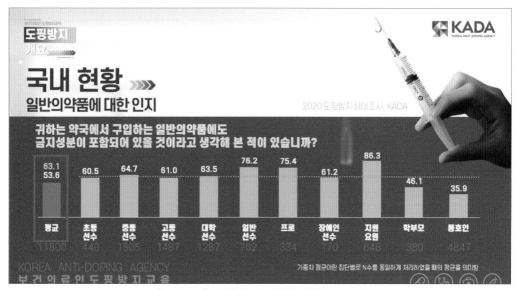

[그림 4-18] 일반의약품에 대한 인지 (출처: KADA)

처방에 의해서 나가는 의약품만 대상이 아니다. 약국에서 처방전 없이 구매가 가능한 일반의약품도 주의를 필요로 한다. [그림 4-18]에서 초등선수, 고등선수, 장애인선수, 학부모, 동호인의 일반의약품에 대한 금지성분 포함 여부 인지도가 평균치에도 못 미치는 것을 확인할 수 있다.

감기약에서 흔히 보이는 슈도에페드린 성분은 S6 흥분제 계열에 속하는 금지성분이다. 비충혈 제거 목적으로 자주 사용되는 슈도에페드린의 Wash-out Period는 소변의 pH에 따라 달라질 수 있다.(성인 기준 pH5일 때 15~42시간, pH8일 때 45~112시간 Lexicomp 참고)

다시 한번 도핑방지에서 보건의료인의 역할이 강조된다. 그중에서도 일반의약품을 다루는 주체인 약사의 역할이 더더욱 강조된다. 또한 의사라고 TUE에 대해서 전부 인지하고 있는 것이 아니다. 2020년 KADA에서 주관한 도핑방지실태조사를 따르면 환자로부터 요청 여부와 관계없이 금지약물임을 숙지하거나 확인하고 있는 의사가 51.8%였다. 더군다나 운동선수의 치료를 위해 TUE 신청서류를 작성해본 적이 있는 의사는 9.8%에 불과했다. 보건의료의 게이트키퍼로서 도핑방지에서도 약사의 역할이 더더욱 강조되는 이유이다.

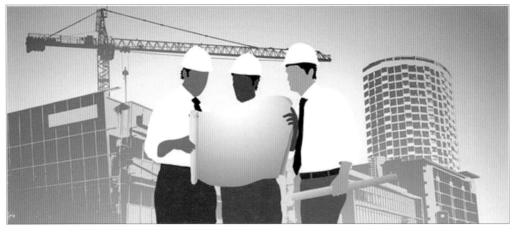

[그림 4-19] 건축회사와 감리회사 관련 이미지 (출처: aceengineering.kr edited by kcontents)

"의사가 건축회사라면 약사는 감리회사라고 볼 수 있다"

두 회사가 조화를 이루어야 안전한 건물이 완성되는 것이다. 둘 중 하나라도 잘못되면 부실 건물이 된다. 부실 공사를 막기 위한 의약분업이다.

튼튼하고 높은 빌딩이 만들어지는 것처럼 우리나라에서도 세계에서 우러러볼 수 있는 운동선수들이 많이 나왔으면 한다. 그러기 전에 도핑으로 주저앉지 않도록 우리 보건의료 전문가들이 더욱 노력해야 한다.

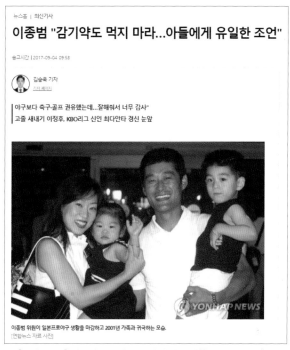

뉴스홈 | 최신기사

이종범 "감기약도 먹지 마라...아들에게 유일한 조언"

송고시간 | 2017-09-04 09:58

김승욱 기자
기자 페이지

야구보다 축구·골프 권유했는데...잘해줘서 너무 감사"
고졸 새내기 이정후, KBO리그 신인 최다안타 경신 눈앞

이종범 위원이 일본프로야구 생활을 마감하고 2001년 가족과 귀국하는 모습.
[연합뉴스 자료 사진]

[그림 4-20] 이종범 선수가 아들에게 한 조언(출처: 연합뉴스)

[그림 4-20]의 기사에 나오는 말은 이종범 선수가 아들 이정후 선수에게 한 유일한 조언이라고 한다.

"감기약도 조심하고 먹어라, 뭔가 검출되면 팬들은 인정하지 않는다"

"이런 실수가 선수 인생 치명적 오점이 될 수도 있고 억울할 수도 있지만, 현실이다"

"입으로 들어가는 모든 걸 조심해라"

선수 본인의 책임을 강조하는 말이지만 선수가 이 점에 대해서 상담할 수 있는 스포츠 약학의 전문가라는 존재가 필요한 것을 시사한다. 약의 전문가는 약사이다.

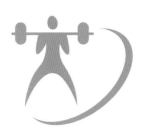

부록

실제 약국에서의
상담 케이스

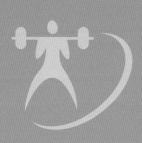
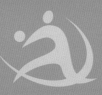

부록

실제 약국에서의 상담 케이스

1. 약물 상담의 순서

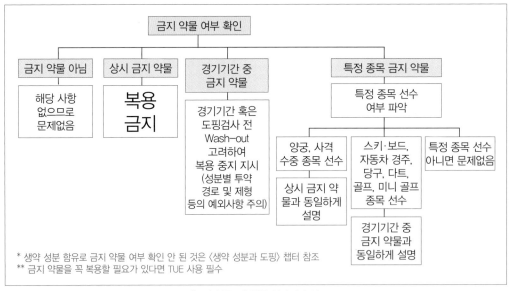

[그림 부록-1] 약물 상담의 순서

① 앞서 언급한 3가지 방법을 이용하여 금지약물인지 여부를 확인한다.

② 각 성분별 예외 조항을 확인한다.

　②-1 S3 베타-2 작용제의 성분별 흡입기 용량의 예외 조항과 한계용량

②-2 S6 흥분제의 한계용량이 정해진 것과 피부, 비강, 안과, 귀 등의 국소투여 예외 조항

②-3 S9 글루코코르티코이드류를 경구, 주사, 좌약 투여를 제외한 국소 투여할 경우 예외

③ 만약 한계용량이 정해진 성분(S3, S6)을 S5 이뇨제 및 은폐제 성분과 같이 복용할 경우 검출량과 상관없이 도핑 위반이 될 수 있음을 알려야 한다.

④ 확인하였으면 위의 모식도에 따라 상담한다.

생활체육동호인도 S3 베타-2 작용제나 S5 이뇨제 및 은폐제를 치료목적으로 사용하는 것이 아니면 S0, S1, S2, S4 계열 약물과 더불어 사용 자체를 금하게끔 상담한다.

⑤ 생약 성분으로 확인이 불가할 경우 〈생약 성분과 도핑〉 챕터 참조

2. 금지약물 성분별 상담 사례

1) 상시금지약물

상시금지약물은 기본적으로 복용 자체를 권장하지 않는다.

익히 알고 있다시피 대사는 성별, 약물 복용 이력, 특수한 개인차 등에 의해 달라질 수 있다. 특정 계열 약물의 경우 치료목적으로 약물을 복용할 필요가 있을 때도 있다.

Case 1

일본에서 직구한 발모제, 과연 도핑 위반 위험이 없을까?

남성호르몬제로 구성된 수염 등의 발모를 촉진시키는 외용제이다. 일본에서 직구한 상품이며, 국내에 있던 제품은 2017년 판매가 금지됐다.

본 약 1g 기준

메틸테스토스테론(약전) 10mg

프로피온산테스토스테론(약전) 5mg

파라옥시안식향산프로필(약전) 1mg

파라옥시안식향산메칠(약전) 1mg

위에 성분표에서 보는 바와 같이 안드로겐이 2개나 들어가 있다. 피부에 발라도 전신 작용이 가능하므로 도핑위반 위험이 있다.

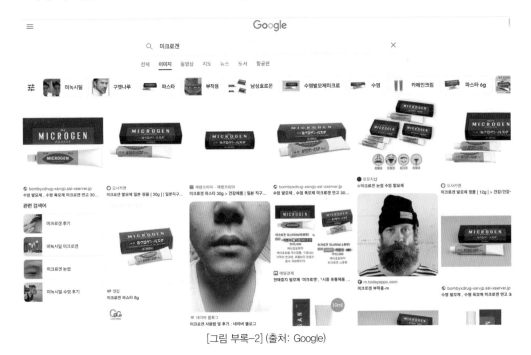

[그림 부록-2] (출처: Google)

사실 위 사례는 실존하는 사례다. 프로축구 선수 강수일 선수의 사례이다. 콧수염이 나지 않아 선물 받은 발모제를 얼굴에 발랐다고 한다. 사실 여기서는 연맹과 보건의료 인의 책임도 있다. 프로축구연맹에서 주사형, 알약형 약물은 교육을 철저히 하였으나 바르는 연고형 약물에 대해서는 교육을 소홀히 하였기 때문이다.

이런 사례도 있기 때문에 우리나라에서 미승인된 약품이나 보충제를 직구 혹은 선물 받아 사용하는 것을 권장하지 않는다. 또한 해외 직구 보충제의 경우 의도적으로 단 백동화 효과를 넣기 위해 AAS를 첨가하는 경우도 있어 각별히 주의를 요한다. Testosterone 변형제제의 경우 40여일이 지나도 검출되는 제품도 있으며 MRPL은 20ng/ml이다.

Case 2

마라톤 사이클 등의 유산소 종목 선수가 자기 혈액을 미리 뽑아두었다 다시 주입하는 자가수혈 방식을 이용하여 지구력을 올릴 수 있는 방법이 유행이라며 이 같은 방식이 문제없는지 물어보는 경우

자가수혈의 경우 M1. 혈액 및 혈액 성분의 조작에 해당하며 상시 금지된다. 또한 이 밖에도 EPO로 인위적으로 적혈구의 양을 늘리려 하는 행위나, 제논등을 이용해 저산소증 유도인자(HIF)를 인위적으로 자극한다면 상시금지 물질을 사용하는 것으로 볼 수 있다.

Case 3

Tretoquinol(Trimetoquinol)이 포함된 OTC 기침감기약을 구매하면서 도핑에 괜찮은지 묻는 운동선수

OTC 약물 중에도 상시금지약물이 있을 수 있다는 중요한 케이스다. Tretoquinol은 아시아권에서 주로 사용하는 비선택적 베타작용제이다. S3 계열 금지약물에 해당한다. 'Analysis of tretoquinol and its metabolites in human urine by liquid chromatography-tandem mass spectrometry, OKANO외 3인'에 따르면 2mg t.i.d로 하루 6mg 상용량 복용 시 48시간까지 12.4~78.8ng/ml가 소변에서 검출되었고 평균 검출량은 55.3ng/ml였다. MRPL이 20ng/ml이므로 구매를 하지 못하게끔 한다. 혹시 모르고 복용하였을 경우 연구 결과 7~14일 정도 후에는 소변에서 극소량만 검출된 사실을 숙지시킨다.

Case 4

Trimetazidine 성분의 약을 먹으면 도핑에 걸리는가?

바스티난으로 유명한 약물이다. 호르몬 및 대사조절제로 분류되는 상시금지약물이며 '카밀라 발리예바 도핑 사건'으로 유명하다. 심장에 혈액 공급을 위해서와 산소 부족으로 인한 흉통을 치료하기 위해 사용되는 약물이다. 잠재적으로 심장의 기능을 향상시킬 것을 기대하면서 사용할 수 있으나 효과는 미비하다. 엘리트 운동선수에게는 차이가 있을 수 있어 S4 계열 상시금지물질로 지정된 약물이다.

Case 5

탈모약을 먹는 운동선수, 남성호르몬 대사 관련한 약이 있는데 도핑과 관련이 없나 문의한 케이스

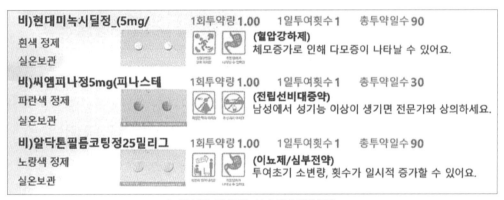

[그림 부록-3] (출처: 실제 약국 처방내역)

피나스테리드의 약 설명서에 남성호르몬이라는 단어가 기재되어 있는 것이 염려되어 물어본 케이스이다. 피나스테리드는 AAS의 검출을 방해할 수도 있다는 이유로 WADA가 2005년에 금지물질로 지정한 적이 있으나 2009년 목록에서 삭제되었다. 내역을 확인해 보니 오히려 Spironolactone인 알닥톤이 문제였다. 이 처방의 경우 Spironolactone은 항안드로겐 효과로 DHT 억제 효과를 꾀하고자 처방한 것으로 여겨진다. 다만 이뇨제 및 은폐제는 다른 도핑금지약물의 Masking agent로 사용할 수 있기에 S5 계열 상시금지약물이다. 복용을 중지하거나 Spironolactone 성분만 빼고 먹도록

지시. 만약 상기 이뇨제 성분이 Formoterol, Salbutamol, Ephedrine, Methylephedrine, Pseudoephedrine처럼 한계치가 정해진 약물과 소량이라도 검출되면 TUE가 없을 시 도핑 위반이 될 수도 있다는 점 지시.

Case 6

아모잘탄플러스, 로잘탄플러스 등의 2가지 이상의 성분 복합제 혈압약을 복용하는 운동선수의 도핑 금지약물 염려 여부와 주의할 점 문의

혈압약 복합제 중에 혈압약의 효과를 높이기 위해 이뇨제가 포함 되어 있을 수 있다는 점, 이뇨제는 Masking agent로 작용할 수 있기에 상시금지 물질인 점을 복약지도한다. 위에서 언급한 혈압약은 각각 이뇨제인 Chlorthalidone, Hydrochlorothiazide 성분을 포함한다. 이들은 모두 S5 계열 금지약물이다. 이뇨제가 포함되지 않은 혈압약으로 변경을 추천한다. TUE는 대체약물의 존재로 잘 적용되지 않는다. 한계치가 정해진 약물과 소량이라도 검출될 경우 위험할 수 있다는 점 복약지도한다.

2) 경기 기간 중 금지약물

경기 기간 중 금지약물은 시즌 중이나 경기 기간 중을 고려하여 Wash-out Period를 같이 생각해야 한다. 치료기간이 종료되고 적절한 시간 간격을 두어 도핑 위반을 방지해야 한다. 비자발적 도핑을 방지하며 치료를 제때 받고 마무리 하게끔 도와준다. 그 결과 선수의 경기력을 보전할 수 있게끔 도와주어야 한다.

Case에 기재해둔 Wash-out Period는 WADA에서의 정의와는 다른 임의의 계산값으로 참고삼아 기재한다. 실제로는 앞서 말했듯 임상적으로 실험결과를 바탕으로 하여 산출된 값을 기반으로 한다. 따라서 오차가 클 수 있다.

Case 1

체중감량을 보다 수월하고 빠르게 하기 위해서 다이어트약을 처방 받은 체중조절이 필요한 운동선수의 도핑 여부 문의

흔히 나비약이라고 불리는 식욕억제제인 Phentermine제제 혹은 Phendimetrazine이 들어갔을 확률이 높다. 체중감량은 TUE 해당 조건이 아니기에 즉시 복용을 중단하도록 해야 한다.

Phentermine의 MRPL은 50ng/ml이며, 반감기는 20시간 정도로 Wash-out Period는 80~100시간 정도일 것이다. 소변에서는 48~72시간까지도 검출된다고 한다. 6~7일 정도는 지나야 체내의 약물이 대부분 소실 되었다 말할 수 있을 것이다.

Phendimetrazine의 경우 MRPL은 50ng/ml이며, 반감기가 3.7시간으로 더 짧아 Wash-out Period는 14.8~18.5시간 정도 될 것이며 2~3일 정도면 체내의 대부분의 약물이 소실될 것이다.

한방 다이어트 약의 경우 마황의 에페드린이 경기기간 중 금지 물질에 해당한다. 에페드린이 어느 정도 함유되어 있는지 정확한 양을 알 수 없기에 복약지도에 어려움이 있을 것이다.

Case 2

코감기로 인해 약국에서 OTC제제로 코감기약과 소청룡탕을 구매하며 도핑에 문제 없는지 여부 문의

코감기약에 흔히 들어가 있는 Methylephedrine 혹은 Pseudoephedrine이 문제가 될 것이다.

Methylephedrine의 경우 반감기는 3~6시간 정도로 3~5일 정도면 체내에서 대부분의

약물이 제거될 것이다. MRPL은 10μg/ml이다.

Pseudoephedrine의 경우 반감기 4.3~8시간으로 21.5~40시간 정도로 Wash-out Period 가 보여지며 3~5일은 지나야 체내의 대부분의 약물이 제거될 것이다. 앞서 요의 pH 에 따라 Elimination time이 달라진다 밝힌 바 있다. MRPL은 150μg/ml이다. PGA Tour Guide 및 USADA에서는 240mg/day의 maximum dose 기준으로 최소한 경기 24시간 전 복용중지를 권장하고 있다.

또한 소청룡탕에 포함된 마황의 Ephedrine의 경우 48시간 내에 소변으로 배출되었다 는 자료가 있고, 앞서 〈생약성분과 도핑〉챕터에서 언급한 바대로 최소 3~4일의 휴지 기가 필요할 것이다.

Case 3

패럴림픽 선수가 Pregabalin으로 통증이 조절되지 않아 Buprenorphine 혹은 Fentanyl 패치제를 사용하려는 데 도핑에 문제가 없는지 여부 문의

선수들은 상기 패치제를 단순히 좀 더 센 처방받는 파스 정도로만 생각한다. 마약류 에 해당한다는 사실은 인지하지 못해서 주지시킬 필요가 있으며 경기기간 중 금지 물 질임을 숙지시킨다.

Buprenorphine패치의 경우 노스판패치제가 유명하며 패치를 제거하고 효과가 55~132 시간 정도는 남아있을 수 있다. MRPL은 2.5ng/ml이다. 소변검사로는 1주일 이상 나 타날 수 있으므로 8~15일 정도는 지나야 대부분의 약물이 체내에서 소실될 것이다.

Fentanyl패치제의 경우엔 최근에 마약 오남용으로 인해 다소 경각심을 갖긴 한다. 경 피패치제의 경우 반감기가 20~27시간이며 사용 중단 후 체내 약물 대부분이 소실되 는데 36시간 정도가 걸린다. Wash-out Period가 100~135시간 정도 될 것이다. MRPL 은 1ng/ml이다.

Case 4

구내염으로 Triamcinolone acetonide 0.025mg정제를 구매하려는 경우 도핑금지약물 문의

아프타치정제로 유명한 구내염 치료제. 구내에만 국소적으로 작용한다고 여길 수도 있으나 박칼정 등 구내에 작용하는 정제는 전신작용을 할 수 있기에 경기기간 중 금지약물로 지정됨. WADA에서 공식적으로 글루코코르티코이드의 Wash-out Period를 배포한 자료(본문 중 p.139의 [표 4-2])를 참조하면 위 자료에 따라 Triamcinolone ace-tonide는 Wash-out Period가 30일이나 되는 체내에서 꽤 오랜 기간 남아있는 물질이므로 부주의하게 복용하였다가 도핑 위반으로 적발될 가능성이 높음을 숙지시킨다.

Case 5

치질로 인해 좌약을 사용하려는데 Hydrocortisone 5mg가 포함된 좌제를 구매해서 사용하려는 경우 도핑금지약물 문의

프록토세딜좌약 등으로 유명, 글루코코르티코이드 좌약은 전신작용을 할 수 있기에 경기기간 중 금지된다. 좌약은 국소작용하는 것으로 인식해 의외라고 여길 수도 있다는 점에서 의미가 있는 케이스. 만약 이미 사용했다면 위의 표를 인용하여 Hydrocor-tisone의 Wash-out Period가 3일 정도임을 안내한다.

▶▶ Reference

- WADA 금지약물 목록 표준 CODE

- KADA 금지약물 목록별 부작용

- 한국도핑방지위원회 홈페이지, 보건의료인 도핑방지 교육

- 대한한의학회지 '한약의 도핑 안전성에 대한 고찰' 및 각종 논문 자료

- 약사공론 '스포츠영양약학' 칼럼

- 프드프 '90분만에 읽어보는 스포츠약학'

- 약학정보원(약물 사진 및 정보)

- KIMS(약물 정보)

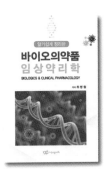

바이오의약품 임상약리학

최병철 | 450p | 50,000원

최근 암, 면역질환, 희귀난치성질환 및 각종 만성질환의 치료에서 합성의약품은 한계에 도달했다. 이를 극복하기 위해 바이오의약품(생물의약품)의 많은 연구·개발이 더욱 중요해지고 있는 실정이다. 이 책은 다른 책들과는 달리 임상약리학을 중심에 두고 바이오의약품을 14가지로 구분하여, 각 PART 별로 해당 약제에 관한 전반적인 이해, 약리 기전, 주요 약제의 특성, 현재 국내에 승인되어 있는 약제 현황 등으로 구성하였으며, '하이라이트'에는 최근 연구되고 있는 신약 관련 내용을 소개하였다.

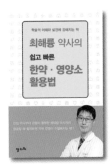

최해륭 약사의 쉽고 빠른 한약·영양소 활용법

최해륭 | 380p | 25,000원

이 책은 한국의약통신에 3년간 연재된 '최해륭 약사의 나의 복약 지도 노트'를 한 권의 책으로 엮은 것이다. 한약제제와 건강기능식품, 일반약을 중심으로 약국에서 환자들로부터 받을 수 있는 질문과 그에 대한 대처방안을 실었으며, 치험례의 경우 실제적인 약국 임상 사례를 들어서 설명을 하였다. 책의 구성은 건강 개선을 위한 주제별 약국 에피소드, 질환별 한약 제제, 약국 대처법, 주요 영양소의 특성 및 구분 점, OTC, 환자 상담사례 등으로 정리하여, 약국 약사들의 학술에 부족함이 없음은 물론, 약국 임상 실전에서 쉽게 적용이 가능하도록 하였다.

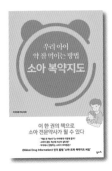

우리 아이 약 잘 먹이는 방법 소아 복약지도

마츠모토 야스히로 | 338p | 25,000원

이 책은 소아 조제의 특징, 가장 까다로운 소아약 용량, 보호자를 힘들게 하는 영유아 약 먹이는 법, 다양한 제형과 약제별 복약지도 포인트를 정리하였다. 또한 보호자가 걱정하는 소아약 부작용, 임신·수유 중 약 상담 대응에 대해서도 알기 쉽게 설명해 준다.

특히 책의 끝부분에 소개된 43가지의 '도움이 되는 환자 지도 용지'는 소아복약지도의 핵심이라고 할 수 있다.

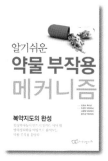

알기 쉬운 약물 부작용 메커니즘

오오츠 후미코 | 304p | 22,000원

"지금 환자들이 호소하는 증상,
 혹시 약물에 따른 부작용이 아닐까?"
이 책은 환자가 호소하는 49개 부작용 증상을 10개의 챕터별로 정리하고, 각 장마다 해당 사례와 함께 표적장기에 대한 병태생리를 설명함으로써 부작용의 원인을 찾아가는 방식을 보여주고 있다.
또 각 장마다 부작용으로 해당 증상이 나타날 수 있는 메커니즘을 한 장의 일러스트로 정리함으로써 임상 약사들의 이해를 최대한 돕고 있다.

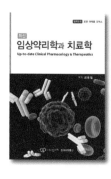

최신 임상약리학과 치료학

최병철 | 본책 328p | 부록 224p | 47,000원

이 책은 2010년 이후 국내 및 해외에서 소개된 신약들을 위주로 약물에 대한 임상약리학과 치료학을 압축 정리하여 소개한 책이다. 책의 전반적인 내용은 크게 질병에 대한 이해, 약물치료 및 치료약제에 대해 설명하고 있다. 31개의 질병을 중심으로 약제 및 병리 기전을 이해하기 쉽도록 해설한 그림과 약제간의 비교 가이드라인을 간단명료하게 표로 정리한 Table 등 150여 개의 그림과 도표로 구성되어 있다. 또 최근 이슈로 떠오르고 있는 '치료용 항체'와 '소분자 표적 치료제'에 대해 각 31개를 특집으로 구성했다. 부록으로 제작된 '포켓 의약품 인덱스'는 현재 국내에 소개되어 있는 전문의약품을 21개 계통별로 분류, 총 1,800여 품목의 핵심 의약품이 수록되어 있다.

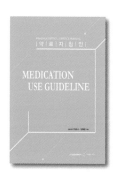

약료지침안

유봉규 | 406p | 27,000원

'약료지침안'은 의사의 '진료지침'과 똑같이 약사가 실천하는 복약지도 및 환자 토털 케어에 가이드라인 역할을 할 수 있는 국내 최초의 지침서이다.
이 책은 갑상선 기능 저하증, 고혈압, 녹내장, 당뇨병 등 약국에서 가장 많이 접하는 질환 18가지를 가나다순으로 정리하였으며, 각 질환에 대해서도 정의, 분류, 약료(약료의 목표, 일반적 접근방법, 비약물요법, 전문의약품, 한방제제, 상황별 약료), 결론 등으로 나눠 모든 부분을 간단명료하게 설명하고 있다.
특히 상황별 약료에서는 그 질환과 병행하여 나타나는 증상들을 빠짐없이 수록하고 있다. 예를 들어 고혈압의 상황별 약료에서는 대사증후군, 당뇨병, 노인, 심장질환, 만성콩팥, 임신 등 관련 질병의 약료를 모두 해설하고 있는 것이다.

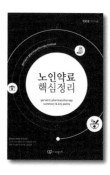

노인약료 핵심정리

엄준철 | 396p | 25,000원

국내에서 최초로 출간된 '노인약료 핵심정리'는 다중질환을 가지고 있는 노인들을 복약 상담함에 앞서 약물의 상호작용과 부작용 그리고 연쇄처방 패턴으로 인해 발생하는 다약제 복용을 바로 잡기 위해 출간 됐다. 한국에서 노인약료는 아직 시작 단계이기 때문에 미국, 캐나다, 호주, 영국 등 이미 노인약료의 기반이 잘 갖추어진 나라의 가이드라인을 참고 분석하였으며, 약사로서의 경험과 수많은 강의 경력을 가진 저자에 의해 우리나라의 실정에 맞게끔 필요한 정보만 간추려 쉽게 구성되었다.

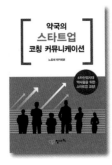

약국의 스타트업 코칭 커뮤니케이션

노로세 타카히코 | 200p | 15,000원

이 책에서 알려주는 '코칭'은 약국이 스타트업 할 수 있도록 보다 미래지향적이며 효율적인 소통법이다. 약국을 찾은 환자를 배려하면서 환자의 의지를 실현시켜주는 것이며, 환자가 인생의 주인공으로서 능력을 발휘하게 서포트 해주는 것이다. 따라서 코칭을 지속적으로 하게 되면 환자와 약사 사이에 신뢰감을 형성하면서 진정한 소통으로 인한 파급력을 얻게 된다.

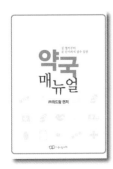

문 열기부터 문닫기까지 필수 실천 약국 매뉴얼

㈜위드팜 편저 | 248p | 23,000원

'약국매뉴얼'은 위드팜이 지난 14년 간 회원약국의 성공적인 운영을 위해 회원약사에게만 배포되어 오던 지침서를 최근 회원약사들과 함께 정리하여 집필한 것으로 개설약사는 물론 근무약사 및 약국 직원들에게도 반드시 필요한 실무지침서이다. 주요 내용은 약국 문 열기부터 문 닫기까지 각 파트의 직원들이 해야 할 업무 중심의 '약국운영매뉴얼', 고객이 약국 문을 들어섰을 때부터 문을 닫고 나갈 때까지 고객응대 과정에 관한 '약국고객만족서비스매뉴얼' 등으로 구성돼 있다.

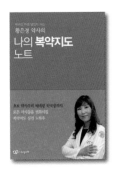

따라만 하면 달인이 되는
황은경 약사의 나의 복약지도 노트

황은경 | 259p | 19,000원

이 책은 2010년대 약사사회의 베스트셀러로 기록되고 있다. 개국약사가 약국에서 직접 경험하고 실천한 복약지도와 약국경영 노하우가 한권의 책에 집약됐다. 황은경 약사가 4년 동안 약국경영 전문저널 (주)비즈엠디 한국의약통신 파머시 저널에 연재한 복약지도 노하우를 한권의 책으로 묶은 것이다.
환자 복약상담 및 고객서비스, 약국 관리 및 마케팅 분야에 대한 지식을 함축하고 있어 약국 성장의 기회를 잡을 수 있다.

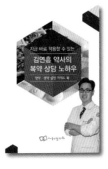

김연흥 약사의 복약 상담 노하우

김연흥 | 304p | 18,000원

이 책은 김연흥 약사가 다년간 약국 임상에서 경험하고 연구했던 양·한방 복약 상담 이론을 총 집대성 한 것으로, 질환 이해를 위한 필수 이론부터 전문적인 복약 상담 노하우까지, 더 나아가 약국 실무에 바로 적용시킬 수 있는 정보들을 다양한 사례 중심으로 함축 설명하고 있다. 세부 항목으로는 제1부 질환별 양약 이야기, 제2부 약제별 생약 이야기로 구성돼 있다.

KPAI 톡톡 일반약 실전 노하우

양덕숙·김명철 등 12인 | 450p | 52,000원

이 책은 7,000여명의 약사가 공유하는 학술 임상 카톡방 커뮤니티 한국약사학술경영연구소(KPAI)에서 명강사로 활약하는 12인의 약사들이 공동 집필하였다. 일반약, 건강기능식품, 한약 등을 중심으로 소화기 질환과 약물, 인플루엔자와 감기약, 비타민과 미네랄 등 22가지의 질병별 챕터와 한약제제 기초이론 의약외품과 외용제제 등이 부록으로 실렸다.

각 챕터별로 약국에서 많이 경험하는 환자 에피소드를 넣었으며, 각 장기의 구조설명, 생리학, 병태생리학 등 기초적인 지식 다음에 약물에 대한 이야기가 나오고, 마지막에는 원포인트 복약지도 란을 만들어 환자와 바로 상담할 수 있도록 하였다.

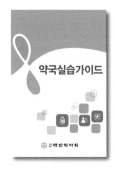

약국실습가이드

사단법인 대한약사회 실무실습표준교재발간위원 | 570p | 비매품

약학대학 6년제 시행에 따라 약대생에 대한 지역약국 실무실습 진행과 관련해 교육자용 표준교재가 필요하다는 요청에 따라 개발을 잰행해 왔다. 표준교재는 약사의 직능과 윤리, 조제 및 청구, 복약상담, 일반의약품 선택상담 및 복약지도, 한약제제 및 약국품목, 약국경영, 관계법령 및 참고자료 등으로 구성되어 있다. 발간위원으로는 최광훈 회장, 백경신 부회장, 정경혜 약학교육위원장, 윤영미 정책위원장, 서영준 약국 위원장, 신용문 약학교육위원회 전문위원, 임진형 동물약국협회장, 성기현 노원구분회 약학위원장, 최재윤 신안산대학교 겸임교수, 한혜성 서울지부 학술위원, 구현지 약사가 참여했다.

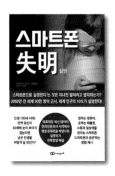

스마트폰 실명(失明)

카와모토 코지 | 194p | 15,000원

초등학생 3시간, 중학생 4시간, 고등학생은 5시간 스마트폰을 만지고 있다. 스마트폰으로 근시가 되면 나이가 들어 실명하게 된다. 안과의사인 저자는 인생 100세 시대 '실명 인구'가 폭발적으로 증가할 것을 예측하며, 의료 현장의 실태와 최신 데이터를 바탕으로 대응책을 제시 한다. 특히 저자는 대학원에서 연구한 행동경제학 프레임워크를 사용하여 스마트폰과 멀어지는 행동변용 방법을 소개한다. 초중고생은 물론 성인, 학부모들이 필독해야할 책이다.

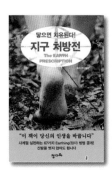

지구 처방전

로라 코니버 | 280p | 18,000원

지구 처방전(earth prescription)은 미국의 의사 로라 코니버가 사람이 맨발로 땅을 밟음으로써 지구에서 제공하는 전도성 있는 치료약으로 육체적, 정신적, 영적으로 활력을 흐르게 하는 실체적이고 구체적인 방법을 과학적 근거를 통해 제공하는 책이다. 이 책은 봄, 여름, 가을, 겨울 사계절에 맨발로 걷기, 땅 밟으며 운동하기, 계절별 작물 수확하기, 밤하늘 보기, 동물을 통해 접지하기 등 다양한 접지를 통해 일어나는 효과를 여러 가지 증거에 기초해서 자세히 설명해줌으로써 누구나 실제적인 체험을 실천할 수 있게 해준다.

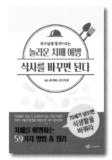

부모님께 챙겨드리는 놀라운 치매 예방 식사를 바꾸면 된다

후지타 코이치로 | 154p | 14,000원

식사와 생활습관 개선으로 치매를 예방할 수 있는 59가지 방법을 의학적 근거를 바탕으로 쉽고 친밀감 있게 정리한 책이다. 책의 서두에서 '치매는 약으로 낫지 않는다. 부모님이 치매에 걸리면 의사가 어떻게 치료해주겠지' 라고 막연히 생각하지만, 치매약이 처방되는 것은 인지 기능 저하를 완만하게 하는 것이 목적일 뿐, 아직까지 현대 의료로 치매를 고치는 것은 불가능하다. 따라서 부모님의 뇌가 아직 건강할 때 뇌세포 지키기를 부모와 지식이 함께 실천하는 것이 훨씬 간편하고 쉬운 일이다.'라고 강조한다. 이 책은 제1장 '부모님이 70세가 넘으면 아침 식사를 거르게 한다' 등 4장으로 구성되어 있다.

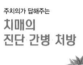
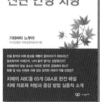

주치의가 답해주는 치매의 진단 · 간병 · 처방

가와바타 노부야 | 445p | 27,000원

치매를 전문으로 하는 의사가 일반 의사들에게 치매의 올바른 진단과 처방에 대한 지식을 65개의 Q&A를 통해 설명하는 가장 정확하고 이해하기 쉽게 해설한 책이다. 특히 치매 환자의 증상을 재빨리 알아차리는 방법, 알츠하이머 치매인지, 나이가 들어 생기는 건망증인지 구분하는 법, 그리고 화를 잘 내는 치매와 의욕 없이 얌전한 치매의 약물요법 등 의사뿐만 아니라 상담약사, 환자가족 모두가 읽어야 할 필독서이다.

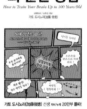

100세까지 성장하는 뇌 훈련 방법

가토 도시노리 | 241p | 15,000원

1만 명 이상의 뇌 MRI를 진단한 일본 최고 뇌 전문의사 가토 도시노리(加藤俊德)가 집필한 '100세까지 성장하는 뇌 훈련 방법'은 뇌 성장을 위해 혼자서도 실천할 수 있는 25가지 훈련 방법을 그림과 함께 상세히 설명하고 있다.
이 책에서는 "사람의 뇌가 100세까지 성장할 수 있을까?"에 대한 명쾌한 해답을 주기 위하여 중장년 이후에도 일상적인 생활 속에서 뇌를 훈련하여 성장시킬 수 있는 비결을 소개하고 있다. 또 집중이 잘 안 되고, 건망증이 심해지는 등 여러 가지 상황별 고민을 해소하기 위한 뇌 트레이닝 방법도 간단한 그림을 통해 안내하고 있어 누구나 쉽게 실천해 나갈 수 있다.

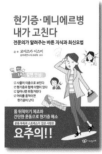

현기증 · 메니에르병 내가 고친다

코이즈카 이즈미 | 168p | 15,000원

이 책은 이러한 현기증과 메니에르병을 자기 스스로 운동과 생활습관으로 치료할 수 있는 방법을 가르쳐주는 책이다. 이 책의 내용은 현기증 및 메니에르병의 셀프 체크에서부터 병이 일어나는 원인, 병의 작용 메커니즘, 그리고 병을 치료할 수 있는 운동법과 생활습관 개선 방법에 대해 평생 이 분야의 진료와 연구에 전념해온 성마리안나의과대학 전문의 코이즈카 이즈미 교수가 바른 지식과 최신요법을 설명해주고 있다. 특히 이 책은 모든 내용이 한쪽은 설명, 한쪽은 일러스트 해설로 구성함으로써 누구나 쉽게 이해할 수 있도록 편집되어 있는 것이 특징이다.

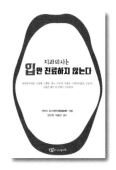

치과의사는 입만 진료하지 않는다

아이다 요시테루 | 176p | 15,000원

이 책의 핵심은 치과와 의과의 연계 치료가 필요하다는 것이다. 비록 일본의 경우지만 우리나라에도 중요한 실마리를 제공해 주는 내용들로 가득하다. 의과와 치과의 연계가 왜 필요한가? 저자는 말한다. 인간의 장기는 하나로 연결되어 있고 그 시작은 입이기 때문에 의사도 입안을 진료할 필요가 있고, 치과의사도 전신의 상태를 알지 못하면 병의 뿌리를 뽑는 것이 불가능 하다고. 저자는 더불어 치과의료를 단순히 충치와 치주병을 치료하는 것으로 받아들이지 않고, 구강 건강을 통한 전신 건강을 생각하는 메디코 덴탈 사이언스(의학적 치학부) 이념을 주장한다.

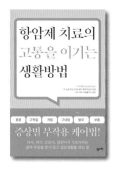

항암제 치료의 고통을 이기는 생활방법

나카가와 야스노리 | 236p | 15,000원

항암제의 발전에 따라 외래에서 암 치료하는 것이 당연한 시대가 되었다. 일을 하면서 치료를 계속하는 사람도 늘고 있다. 그러한 상황에서 약제의 부작용을 어떻게 극복할 것인가는 매우 중요한 문제이다. 이 책은 암 화학요법의 부작용과 셀프 케어에 관한 이해를 높이고 암 환자들에게 생활의 질을 유지하면서 치료를 받는 데 도움을 줄 것이다.

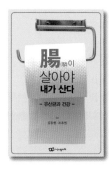

腸(장)이 살아야 내가 산다 −유산균과 건강−

김동현 · 조호연 | 192p | 15,000원

이 책은 지난 30년간 유산균에 대해 연구하여 국내 최고의 유산균 권위자로 잘 알려진 경희대학교 약학대학 김동현 교수와 유산균 연구개발에 주력해온 CTC 바이오 조호연 대표가 유산균의 인체 작용과 효능효과를 제대로 알려 소비자들이 올바로 이용할 수 있도록 하기 위해 집필한 것으로써, 장과 관련된 환자와 자주 접촉하는 의사나 약사 간호사 등 전문인 들이 알아두면 환자 상담에 크게 도움을 줄 수 있는 내용들이 많다. 부록으로 제공된 유산균 복용 다섯 가지 사례에서는 성별, 연령별, 질병별로 예를 들고 있어 우리들이 직접 체험해보지 못한 경험을 대신 체득할 수 있도록 도와주고 있다.

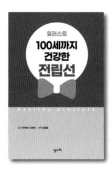

일러스트 100세까지 건강한 전립선

타카하시 사토루 | 172p | 15,000원

전립선비대증과 전립선암은 중노년 남성을 괴롭히는 성가신 질병이다. 하지만 증상이 있어도 수치심에서, 혹은 나이 탓일 거라는 체념에서 진찰 받는 것을 주저하는 환자가 적지 않다. "환자가 자신의 질병을 바르게 이해하고, 적절한 치료를 받기 위해서 필요한 정보를 알기 쉽게 전달" 해주기 위한 목적으로 만든 책이다.

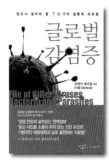

글로벌 감염증

닛케이 메디컬 | 380p | 15,000원

'글로벌 감염증'은 일본경제신문 닛케이 메디컬에서 발간한 책을 도서출판 정다와에서 번역 출간한 것으로서 70가지 감염증에 대한 자료를 함축하고 있다. 이 책은 기존 학술서적으로서만 출판되던 감염증에 대한 정보를 어느 누가 읽어도 쉽게 이해할 수 있도록 다양한 사례 중심으로 서술했으며, 감염증별 병원체, 치사율, 감염력, 감염경로, 잠복기간, 주요 서식지, 증상, 치료법 등을 서두에 요약해 한 눈에 이해할 수 있게 했다.

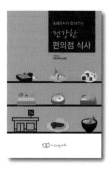

내과의사가 알려주는 건강한 편의점 식사

마츠이케 츠네오 | 152p | 15,000원

편의점 음식에 대한 이미지를 단번에 바꾸어주는 책이다. 이 책은 식품에 대한 정확한 정보를 제공함으로써 좋은 음식을 골라먹을 수 있게 해주고 간단하게 건강식으로 바꾸는 방법을 가르쳐준다.

내과의사이자 장 권위자인 저자 마츠이케 츠네오는 현재 먹고 있는 편의점 음식에 무엇을 추가하면 더 좋아지는지, 혹은 어떤 음식의 일부를 빼면 더 좋은지 알려준다. 장의 부담이나 체중을 신경쓴다면 원컵(One-cup)법으로 에너지양과 식물섬유량을 시각화시킬 수 있는 방법을 이용할 수 있다.

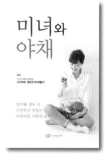

미녀와 야채

나카무라 케이코 | 208p | 13,000원

'미녀와 야채'는 일본 유명 여배우이자 시니어 야채 소믈리에인 나카무라 케이코(中村慧子)가 연구한 7가지 다이어트 비법이 축약된 건강 다이어트 바이블이다.

나카무라 케이코는 색깔 야채 속에 숨겨진 영양분을 분석하여 좋은 야채를 선별하는 방법을 제시하였으며, 야채를 먹는 방법에 따라 미와 건강을 동시에 획득할 수 있는 비법들을 이해하기 쉽게 풀어썼다.

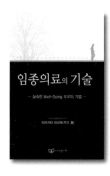

임종의료의 기술

히라카타 마코토 | 212p | 15,000원

임상의사로 20년간 1,500명이 넘는 환자들의 임종을 지켜본 저자 히라가타 마코토(方方 眞)에 의해 저술된 이 책은 크게 세 파트로 나뉘어져 있다. 첫 파트인 '왜 지금, 임종의료 기술이 필요한가'에서는 다사사회(多死社會)의 도래와 임종의료에 관한 의료인의 행동수칙을 소개하였고, 두 번째 파트에서는 이상적인 죽음의 형태인 '노쇠(老衰)'를 다루는 한편 노쇠와 다른 경위로 죽음에 이르는 패턴도 소개하였다. 그리고 세 번째 파트에서는 저자의 경험을 바탕으로 환자와 가족들에게 병세를 이해시키고 설명하는 방법 등을 다루고 있다. 뿐만 아니라 부록을 별첨하여 저자가 실제로 경험한 임상사례를 기재하였다.

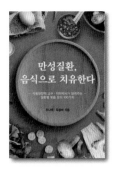

만성질환, 음식으로 치유한다

주나미·주경미 | 255p | 19,000원

100세 시대를 사는 우리에게 건강한 식생활 관리는 가장 필요하고, 중요한 숙제이다. 건강한 사람뿐 만 아니라 유병률이 높은 고혈압, 당뇨병, 이상지질혈증, 뇌질환, 뼈질환 등 5대 질병을 앓고 있거나 위험군에 있는 사람에게도 건강한 식생활은 가장 먼저 고려되어야 할 사항이다.

이 책은 식품영양학 교수와 약학박사가 각 질환의 핵심 포인트, 푸드테라피, 그리고 쉽게 해먹을 수 있는 레시피를 실물 사진을 통해 소개하고, 음식에 관한 일반적인 설명, 특정 재료에 대한 정보제공, 조리방법 팁을 첨가하였다.

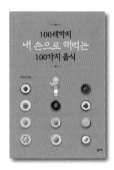

100세까지 내 손으로 해먹는 100가지 음식

주나미·주경미 | 132p | 15,000원

영양 부족이나 고혈압, 당뇨병, 치은 및 치주질환, 관절염, 위염 등 시니어에게 많이 일어나는 질병의 예방과 치료에 도움이 되도록 만든 건강한 식생활을 위한 요리책이다.

숙명여대 식품영양학과 교수인 저자 주나미 박사는 지속적으로 실버푸드를 개발해온 전문가인 만큼 재료 선택과 조리방법을 시니어의 특성에 맞추어 구성하였다. 또한 손수 해먹을 수 있는 요리로 영양과 소화, 입맛을 고려하였고, 부재료는 물론 양념장이나 소스 하나도 기본 재료와 영양학적 균형을 맞춘 것으로 사용하였다.

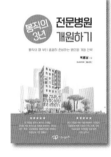

봉직의 3년 전문병원 개원하기

박병상 | 352p | 40,000원

이 책은 개원을 준비하는 의사들이 꼭 알아야 할 내용부터 개원 이후 병원 운영까지를 한권에 담았다. 개원입지, 개원할 병원의 종류, 병원의 시설, 병원 건축과 장비, 인적자원, 세무와 자금조달, 의료기관 개설, 개원 초 운영 팁에 이르기까지, 그동안 저자가 출간한 저서와 강의 자료, 언론에 기고한 '개원'과 관련된 부분이 종합적으로 정리되어 있다. 저자는 각 주제마다 관련된 논문 등을 찾아 코로나 이후 최신 개원 경향까지 궁금증을 모두 풀어냈다. 또 관련 법규와 정부의 공신력 있는 통계, 논문 자료 등을 정확히 인용하고 있다.

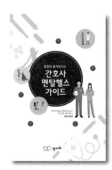

병원이 즐거워지는 간호사 멘탈헬스 가이드

부요 모모코 | 170p | 15,000원

현장의 간호사들의 업무에는 특수성이 있다. 업무 중 긴장을 강요당하는 경우가 많은 것과 감정노동인 것, 그리고 사람의 목숨을 다루는 책임이 무거운 것 등 업무의 질이 스트레스를 동반하기 쉽다는 점이다. 이 책은 이러한 업무를 수행하는 간호사들을 지원할 수 있는 특화된 내용을 담았다. 간호사의 멘탈헬스를 지키기 위해 평소 무엇을 해야 할지, 멘탈헬스가 좋지 않은 사람에게 어떻게 관여하면 좋은지를 소개한다. 저자가 현장에서 직접 경험한 것을 바탕으로 제시한 대응법이라 어떤 것보다 높은 효과를 기대할 수 있을 것이다.

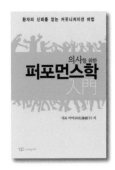

환자의 신뢰를 얻는 의사를 위한 퍼포먼스학 입문

사토 아야코 | 192p | 12,000원

환자의 신뢰를 얻는 퍼포먼스는 의·약사 누구나 갖춰야 할 기본 매너이다.
이 책은 일본대학예술학부교수이자 국제 퍼포먼스연구 대표 사토 아야코씨가 〈닛케이 메디컬〉에 연재하여 호평을 받은 '의사를 위한 퍼포먼스학 입문'을 베이스로 구성된 책으로서, 의사가 진찰실에서 환자를 상담할 때 반드시 필요한 구체적인 테크닉을 다루고 있다. 진찰실에서 전개되는 다양한 케이스를 통해 환자의 신뢰를 얻기 위한 태도, 표정, 말투, 환자의 이야기를 듣는 방법과 맞장구 치는 기술 등 '메디컬 퍼포먼스'의 구체적인 테크닉을 배워볼 수 있다.

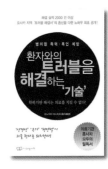

환자와의 트러블을 해결하는 '기술'

오노우치 야스히코 | 231p | 15,000원

이 책은 일본 오사카지역에서 연간 400건 이상 병의원 트러블을 해결해 '트러블 해결사'로 불리는 오사카의사협회 사무국 직원 오노우치 야스코에 의해 서술되었다. 저자는 소위 '몬스터 페이션트'로 불리는 괴물 환자를 퇴치하기 위해서는 '선경성' '용기' '현장력' 등 3대 요소를 갖춰야 한다고 강조한다. 특히 저자가 직접 겪은 32가지 유형을 통해 해결 과정을 생생히 전달하고 있으며, 트러블을 해결하기 위해 지켜야 할 12가지 원칙과 해결의 기술 10가지를 중심으로 보건 의료계 종사자들이 언제든지 바로 실무에 활용할 수 기술을 제시하고 있다.

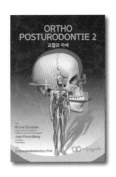

교합과 자세

Michel Clauzade·Jean—Pierre Marty | 212p | 120,000원

자세와 교합, 자세와 치아 사이의 관계를 의미하는 '자세치의학(Orthopo sturodontie)' 이라는 개념은 저자 미셀 클로자드와 장피에르 마티가 함께 연구하여 만든 개념으로써, 자세학에서 치아교합이 핵심적인 역할을 지니고 있다는 사실을 보여준다. '교합과 자세'는 우리가 임상에서 자주 접하는 TMD 관련 증상들의 원인에 대해 생리학적 관점보다 더 관심을 기울여 자세와 치아에 관한 간단한 질문들, 즉 치아 및 하악계가 자세감각의 수용기로 간주될 수 있는 무엇인가? 두 개 하악계 장애가 자세의 장애로 이어질 수 있는 이유는 무엇인가?에 대한 질문들에 답을 내놓고 있다.

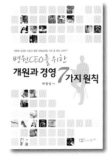

병원 CEO를 위한 개원과 경영 7가지 원칙

박병상 | 363p | 19,000원

'병원 CEO를 위한 개원과 경영 7가지 원칙'은 개원에 필요한 자질과 병원 경영 능력을 키워줄 현장 노하우를 담은 책이다.
이 책은 성공하는 병원 CEO를 위해 개원을 구상할 때부터 염두에 두어야 할 7가지 키워드를 중심으로 기술하였다.
가까운 미래에 병원CEO를 꿈꾸며 개원을 준비하는 의사들과 병원을 전문화하거나 규모 확장 등 병원을 성장시키고자 할 때 길잡이가 될 것이다.

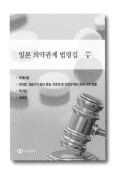

일본 의약관계 법령집

도서출판 정다와 | 368p | 30,000원

'일본 의약관련 법령집'은 국내 의약관련 업무에서 일본의 제도나 법률이 자주 인용, 참조되고 있음에도 불구하고 마땅한 자료가 없는 가운데 국내 최초로 출간되었다.

책의 구성은 크게 약제사법(藥劑師法), 의약품·의료기기 등의 품질·유효성 및 안전성 확보 등에 관한 법률(구 藥事法), 의사법(醫師法), 의료법(醫療法) 및 시행령, 시행규칙의 전문과 관련 서류 양식이 수록되어 있다.

출|간|예|정|도|서

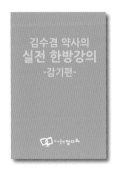

김수겸 약사의 실전 한방강의 −감기편−

김수겸 | 250p | 2023. 12월 출간 예정

이 책은 저자 김수겸 약사가 포항시약사회에서 진행했던 한방강의들을 엮어 낸 책이다. 여러 질환 중 '감기'에 관한 한방의 다양한 처방을 쉽고 명쾌하게 독자들에게 소개한다. 한국, 중국, 일본의 한방 발전 체계와 시대별 한방의 관점을 시작으로 각 처방별로 내용을 전개하며 조문, 약재, 기전 등에 이르기까지 상세하게 설명한다. 한방을 공부하고자 하는 약사라면 누구나 재미있게 볼 수 있는 책이다.

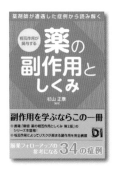

약국약사를 위한 외래 암환자 약물요법 입문

감수 야마쿠치 마사카즈 | 262p | 닛케이 BP사 발행 | 2024. 1월 출간 예정

이 책은 Part1에서 암 약물 치료를 받는 환자에게 최상의 의료를 제공할 수 있도록 암 약물 치료의 기초 지식과 부작용 관리에 대한 외래 증례를 소개하고, Part2에서는 실제로 약국에서 환자로부터 많이 받는 질문에 대한 답변을 퀴즈 형식으로 확인할 수 있도록 구성하고 있다. 날로 늘어나는 암 환자를 위한 암 약물요법과 복약지도에 도움이 되는 내용을 수록하여 약사의 암 환자 상담에 크게 도움될 수 있는 지침서이다.

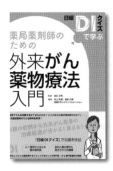

상호작용이 관여하는 약의 부작용과 구조

스기야마 마사야스 | 320p | 닛케이BP사 발행 | 2024. 1월 출간 예정

이 책은 약국약사가 접하는 여러 가지 질환의 증상으로부터 알 수 있는 약의 상호작용에 의해 일어나는 부작용과 그 구조 및 대책에 대해 해설한 책이다. 이 책은 일본 최고의 약학 전문잡지 「닛케이 드럭 인포메이션」에 연재한 '약의 상호작용과 구조' 중에서 부작용이 관여하는 약역학적 상호작용(협력 및 길항작용) 20개 항목을 선택하여, 20개의 SECTION으로 업데이트한 것으로 환자를 위한 약국약사들의 필독서가 될 것이다.

김준영 약사의

재미있는
스포츠약학

초판 1쇄 인쇄 2023년 12월 11일
초판 1쇄 발행 2023년 12월 15일

지은이 | 김준영
발행인 | 정동명
교 정 | 조형진
디자인 | 서재선
인쇄소 | 천일인쇄사

펴낸곳 | (주)동명북미디어 도서출판 정다와
주 소 | 경기도 과천시 뒷골1로 6 용마라이프 B동 2층
전 화 | 02) 3481-6801
홈페이지 | www.kmpnews.co.kr

출판신고번호 | 2008-000161
ISBN | 978-89-6991-041-7
정가 19,000원